中国计生协婴幼儿照护服务示范创建项目经费资助
中央财政支持普惠托育服务发展示范项目经费资助

儿 童 科 学 就 医 系 列

儿童五官科 常见健康问题

苏州大学附属儿童医院 | 组织编写

主　编　窦训武　姚红英

主　审　尹德佩

副主编　樊明月　朱慧娥　赵兴贺　杨小慧　冯柯红

编　者（以姓氏笔画为序）

于斐宜　王学禹　尹德佩　冯柯红　朱慧娥　孙嘉瞳　杨小慧
杨素娜　何　东　沈　琴　宋　润　陈　磊　陈培培　范　莲
郑浩凯　赵　青　赵兴贺　姚红英　贾广彪　徐　华　高　燕
常文川　窦训武　樊明月

人民卫生出版社
·北 京·

图书在版编目（CIP）数据

儿童五官科常见健康问题 / 苏州大学附属儿童医院组织编写. -- 北京 ：人民卫生出版社，2025. 11.（儿童科学就医系列）. -- ISBN 978-7-117-37395-1

I. R76-44

中国国家版本馆 CIP 数据核字第 20251FV562 号

人卫智网 www.ipmph.com 医学教育、学术、考试、健康，购书智慧智能综合服务平台
人卫官网 www.pmph.com 人卫官方资讯发布平台

儿童科学就医系列
儿童五官科常见健康问题
Ertong Kexue Jiuyi Xilie
Ertong Wuguanke Changjian Jiankang Wenti

组织编写：苏州大学附属儿童医院
出版发行：人民卫生出版社（中继线 010-59780011）
地　　址：北京市朝阳区潘家园南里 19 号
邮　　编：100021
E - mail：pmph @ pmph.com
购书热线：010-59787592　010-59787584　010-65264830
印　　刷：北京盛通印刷股份有限公司
经　　销：新华书店
开　　本：710 × 1000　1/16　　印张：15
字　　数：200 千字
版　　次：2025 年 11 月第 1 版
印　　次：2025 年 12 月第 1 次印刷
标准书号：ISBN 978-7-117-37395-1
定　　价：79.00 元
打击盗版举报电话：010-59787491　E-mail：WQ @ pmph.com
质量问题联系电话：010-59787234　E-mail：zhiliang @ pmph.com
数字融合服务电话：4001118166　E-mail：zengzhi @ pmph.com

《儿童科学就医系列》

编写委员会

总　序

在当今这个信息爆炸的时代，如何获取科学、准确的医疗知识，是每个家庭尤其是每位家长不可回避的重要课题。面对儿童健康问题，家长既是第一时间的观察者，也是关键的决策者。然而，医学知识的复杂性与儿童健康的特殊性，使得许多家长在面对孩子的健康问题时感到无助甚至焦虑。基于此，苏州大学附属儿童医院怀着对儿童健康事业的责任与热忱，特别策划并组织编写了这套《儿童科学就医系列》科普丛书。

儿童不是成人的缩小版，他们在生理发育、免疫系统以及心理成长等方面都独具特点。这决定了儿童疾病的诊断与治疗需要更加专业化和精细化的应对，而这种专业性常常超出普通家庭的认知范围。家长们一方面需要了解常见疾病的预防和护理，另一方面也需掌握科学就医的基本原则，以便在关键时刻作出明智的选择。

《儿童科学就医系列》汇聚了多位国内顶尖儿科专家的研究与实践智慧，力求以科学严谨、通俗易懂的方式，为家长提供一份权威、实用的健康指南。这套丛书的内容覆盖了儿童成长的每一个阶段，从新生儿到青春期，涵盖了常见疾病的预防与处理方法，同时也详细介绍了健康管理、疫苗接种、心理发展和营养支持等方面的内容。这些知识不仅能帮助家长理解孩子的生理特点和疾病表现，还能有效提升家庭健康管理的能力。

尤其值得一提的是，这套科普丛书秉承“预防胜于治疗”的核心理念，不仅为家长提供了如何应对疾病的指导，还特别强调了日常健康管理的重要性，例如均衡饮食、适量运动、规律作息和心理健康等。通过这些科学的生活方式指导，家长们可以帮助孩子建立并养成健康的生活习惯，从根本上减少疾病的发生。

在互联网时代，各种真假难辨的健康信息扑面而来，这套科普丛书的编写始终坚持基于最新的医学研究成果，同时提醒家长以理性和批判的态度面对医疗信息，避免轻信谣言或盲从偏方。

愿这套《儿童科学就医系列》科普丛书成为每位家长守护孩子健康的得力助手，成为每个家庭信赖的常备书。我们相信，当科学的光芒照亮每一位家长的认知，也必将为孩子们的健康成长铺就更加坚实的道路。

让科学与爱同行，为每一个孩子的未来保驾护航！

中国工程院院士

2025 年 1 月

总前言

随着社会的进步和健康意识的提升，家长对于孩子健康的关注也日益增加。然而，在面对儿童疾病时，许多家长往往因为缺乏医学知识而感到困惑和无助。为了帮助广大家长更好地理解儿童常见病的症状、诊断与治疗，指导家长正确应对孩子的健康问题，促进家庭与医疗机构之间的有效沟通，《儿童科学就医系列》应运而生。

儿童科学就医，不仅关乎疾病的准确诊断与及时治疗，更关系到儿童身心的健康成长。《儿童科学就医系列》从儿童就医的实际需求出发，系统介绍了儿童就医的各个环节和注意事项。从如何选择医院、科室，到就医过程中的沟通技巧、注意事项；从常见疾病的预防、识别，到科学规范的诊断、治疗，本套科普丛书均进行了详尽的阐述。

在编写过程中，我们特别注重内容的科学性、实用性和可读性。我们邀请了多位在儿童医学和护理领域具有深厚造诣的专家学者，结合他们丰富的临床经验和研究成果，共同打造了《儿童科学就医系列》这套科普丛书。同时，我们还采用了通俗易懂的语言和生动的案例，力求让每一位家长都能轻松掌握儿童科学就医的精髓。

《儿童科学就医系列》不仅是一套儿童就医的实用手册，更是一套传递健康理念、提升健康素养的科普读物。我们希望通过这套科普丛书，能够引导家长们树立正确的就医观念，增强科学就医的意识和能力，让儿童在健康的环境中茁壮成长。

当然，医学是一个不断发展和进步的领域，儿童就医的知识和技术也在不断更新和完善。因此，我们在《儿童科学就医系列》这套丛书中介绍的只是当前阶段相对成熟和可靠的内容，并不代表未来不会有新的突破和发现。我们鼓励家长们在阅读学习本套科普丛书的同时，也要关注医学领域的最新动态，为儿童的健康保驾护航。

最后，衷心感谢所有参与《儿童科学就医系列》编写和审校的同仁们，是你们的辛勤付出和无私奉献，才使得这套科普丛书能够顺利面世。同时，我们也衷心希望这套科普丛书能够得到广大家长的喜爱和认可，为儿童的健康成长贡献一份力量。

《儿童科学就医系列》编委会

2025 年 1 月

前 言

在日常生活中儿童五官疾病常见且多发。随着健康观念日益重视，家庭相关科普的需求也在显著增加，家长对于儿童的眼、耳及鼻、口出现的健康问题会有很多的疑问与担忧。

本书是一部关于儿童五官健康的科普书，将内容分为了五个主要部分，分别从眼、耳、鼻、口及咽喉、头颈、气管等方面，用易于理解的语言，以一问一答的形式，巧妙地向家长们介绍了儿童五官科的健康常识，并结合丰富的临床经验提出了一些策略和妙招，简单易行，有理有据。旨在帮助家长们走出健康信息误区，提供科学的就医指导，让家长在孩子的生长发育中更加从容地面对。

我们的知识是有温度的，我们的文字是有力量的，希望这本书能为孩子的茁壮成长保驾护航，希望这本书能为您在闲时翻阅积累储备，需时翻阅处理有方。书和医生一样，在你需要时，他们始终都在！

编　者

2025 年 1 月

目录

一

眼科疾病篇

（一）儿童视觉发育

1. 刚出生的宝宝能看得清爸爸妈妈的脸吗

孩子并不是出生就拥有着和成年人一样的视力，他们的视力是需要在不断发育中完善的。0~6 岁是儿童视觉发育的关键期，6 岁前的视觉发育情况决定了儿童一生的视觉质量。所以父母需要提前了解和准备，才能够保护好孩子的视力。

新生儿：正常新生儿两个眼球虽然成形，其视力并未完全发育，视野窄小。出生一个月的宝宝，只能看见 20~30 厘米以内的物体。出生到 3 月龄之间，因为看不清，眼球并不会固视一个目标，但会被移动的脸孔、鲜艳的颜色、明亮或有响声的物体所吸引。

3 月龄：开始能够区分部分颜色，鲜艳色彩、运动的物体都能吸引婴儿的注意力，而这些都可以促进视觉的发展，视野已经扩大到 180 度。

4~6 月龄：能看清大约 75 厘米远的物体，视线还能跟随移动的物体而移动，眼睛开始建立立体视觉，能注视不同方向，会看自己的手，伸手摸看到的物体。

7~9 月龄：可长时间盯着一个方向看，视力约为 0.1。

1岁:幼儿的视力进一步全面发展。眼、耳、手、身体的协调更自然。此时视力为0.2~0.3。一岁之前的视力为进展迅速的“可塑期”,若视线被遮住,比如先天性白内障、上眼睑下垂等,不及时治疗,则视力将无法继续发育,甚至退化,导致弱视和不可逆的视力损伤。

2~3岁:儿童喜欢看图片、画画、涂鸦,带有图片的故事常能吸引儿童的专注,因为此时的孩子眼睛都处在轻度的远视离焦状态,视力为0.4~0.6。

4~5岁:儿童正常视力为0.6~0.8了,若无法达到正常视力,就要及时查出原因。看看是不是有屈光不正,如近视、散光、相对年龄较高的远视和斜视等,另外还有眼底病等可能影响视力的疾病。

6~7岁:这个年龄段孩子的视力发育已基本完成,约为0.8以上。

2. 早产儿需要做视网膜病变筛查吗

早产儿视网膜病变(retinopathy of prematurity,ROP)是发生在早产儿和低体重儿的眼部视网膜血管增生性疾病。ROP严重时可导致失明,是目前儿童盲的首位原因,对家庭和社会造成沉重负担。婴儿出生孕周和体重愈小,ROP的发生率愈高。

2014年我国提出的必须要行早产儿视网膜病变筛查的新生儿标准是:

(1)对出生体重<2 000克,或出生孕周<32周的早产儿和低体重儿,进行眼底病变筛查,随诊直至周边视网膜血管化。

(2)对患有严重疾病或有明确较长时间吸氧史,儿科医师认为比较高危的患者可适当扩大筛查范围。筛查起始时间:首次检查应在生后4~6周或矫正胎龄31~32周开始。

并非所有被诊断为ROP的新生儿都需要进行治疗,对于相对比较轻的

ROP 可以观察，而较重的 ROP 婴儿可能需要行眼内注药或视网膜激光光凝，甚至玻璃体手术治疗。因此，ROP 的早期筛查至关重要，早期发现早期干预，避免 ROP 发展至致盲的结局。

3. 孩子视觉出现哪些情况需要来医院做检查

人类从外界获取信息 83% 来自视觉，清晰的视觉是儿童健康成长中不可或缺的。研究表明 0~6 岁的儿童正处于视觉发育的关键期和敏感期，因此在这个时期视觉信息获得的数量和质量不仅关系到儿童视力的正常发育，更会影响到儿童智力和脑力的发育。若孩子出现以下各种情况都应到正规医院进行详细检查：

（1）视物模糊；

（2）复视；

（3）在明亮的灯光下看到眩光或光晕；

（4）头痛，眼睛疲劳、酸胀；

（5）在阅读或使用电脑时无法集中精力；

来院后医生可能会进行以下检查，以明确具体的类型以及严重程度，做到及准确诊断、及早干预。

（1）全面的眼科检查：裂隙灯显微镜、眼压、眼底、眼轴、角膜地形图等；

（2）科学的医学验光：包括电脑验光和客观检影验光，使用综合验光仪进行双眼屈光平衡验光，综合评估眼睛的功能指标，来制定最适合的矫治方案。所以对于学龄前儿童的首次验光应该到正规医疗机构进行全面检查，散瞳后再验光。

（冯柯红　范 莲　徐 华）

（二）近视

4. 看不清远处的景象是眼睛近视了吗

近视是指看不见远处，远距离视物模糊，近距离视力好。

近视特点：看近清楚，看远模糊；可逐渐或迅速发展，儿童和青少年时期更易度数加深；具有家族遗传倾向。

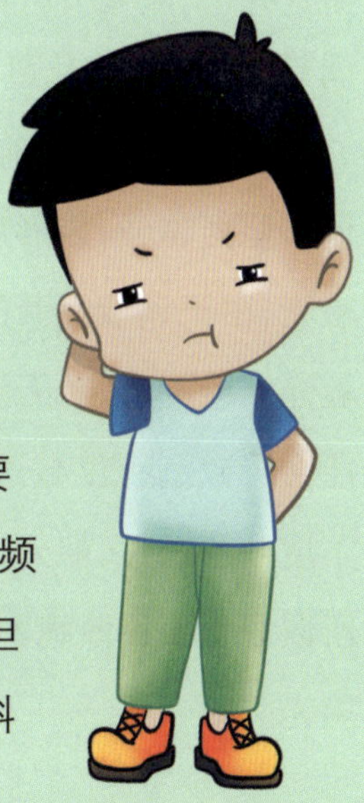

根据最新的《儿童青少年近视防控适宜技术指南》，儿童在医院散瞳验光后，可以将近视分为近视前期、低度近视、高度近视三类。近视 50~600 度之间为低度近视，近视 600 度以上为高度近视。远视 75 度~近视 50 度以下为近视前期，是需要我们重点关注和预防的阶段，稍不注意就可能快速进展，需要戴镜矫正。因此，当发现孩子视物眯眼，凑近看东西、频繁眨眼、揉眼或歪头视物时需警惕孩子近视的可能，但不是所有看远不清楚都是近视，需要来医院做全面眼科检查。

5. 儿童去医院测视力验光前为什么要滴眼药水

通常所说的散瞳验光的医学名字是睫状肌麻痹验光，是国际公认的诊断近视的金标准。建议 12 岁以下，尤其是初次验光，或有远视、斜视和较大散光者，以及验光过程中发现调节不稳定、矫正视力不正常且不能用其他眼病解释者，应当进行睫状肌麻痹验光。

验光前的散瞳有两种方法即“快速散瞳”和“慢速散瞳”。“快散”是指当天在医院滴眼药水，即可完成的散瞳验光；“慢散”是指需要回家连续用药 5~7 天，再去医院进行的散瞳验光。常用的“快散”药物是复方托吡卡胺滴眼液，主要适用于近视儿童，以及不伴有斜视、弱视的中低度远视者，散瞳后瞳孔和调节能力一般 6 小时之后恢复正常；常用的“慢散”药物是 1% 阿托品凝胶，主要适用于 6 岁以下的近视儿童以及中高度远视儿童，尤其是伴有调节性内斜视的儿童，散瞳后瞳孔和调节力一般在 15~20 天恢复。

儿童验光检查前为什么必须散瞳呢？因为儿童年龄越小，眼的睫状肌调节能力越强，易形成调节紧张而造成验光度数的误差。如果不散瞳进行验光，由于调节因素的干扰，会导致验光度数不准确，难以消除过度调节对验光结果的影响，无法准确判定真实屈光状态的性质与程度，在配镜时，可能会导致远视度数过低或近视度数过高。如果儿童配戴未准确验光情况下度数的镜片，就无法使视力得到较好矫正，反而会加重视觉疲劳的症状。所以医生要用散瞳药尽量降低儿童的睫状肌调节能力，以达到相对准确的验光。

6. 儿童近视为什么会持续进展

（1）年龄因素：儿童因为尚处于发育期，生长发育快，眼轴可能跟着长得快，而导致近视度数增加得多。近视发生的年龄越小，近视增长速度越快，高度近视的可能性更大。一般来说，大部分人的近视增长都在 18 周岁前，而 18 周岁以后，近视度数会逐渐趋于稳定。

（2）环境因素：每天户外活动不足 90~120 分钟，近视的发生风险会增加 2~3 倍。儿童过多的近距离用眼（每天 3 小时以上），相比于每天只有 0.5~1 小时的近距离用眼，近视风险也会提高 2~3 倍。

（3）遗传因素：近视不是绝对遗传的，但父母中患有近视，其子女发生近视的概率将大大提高，特别是父母中有屈光度超过 -6.00D 时，其子女发生近视的概率为 40%~60%。

7. 有办法控制儿童近视进展吗

若儿童已经发生了近视，除了仍要注意正确的用眼方式外，可以采取以下方式来控制近视进展速度。

（1）框架眼镜：框架眼镜是最简单、安全的矫正器具，对于近视儿童，应至少每半年进行一次复查。单焦镜为临床常见框架眼镜的类型，近年来特殊光学设计的框架眼镜也成为临床可供选择的近视矫正措施，如多焦点离焦镜片，是一种采用中心及周边近视离焦原理设计的框架镜片，配戴该镜片后，物体在眼内会形成一个聚焦像跟一个近视性离焦像，通过离焦像来控制眼轴生长及延缓近视加深，是目前被临床证实的控制近视加深的手段之一。这些特殊光学设计的框架眼镜对于近视进展较快的儿童有一定的控制效果。

（2）角膜接触镜：包括软性接触镜、硬性透气性接触镜、角膜塑形镜等，可延缓青少年眼轴长度的进展速度，其中最为家长所熟知的就是角膜塑形镜，它的优点在于晚上佩戴以后白天可以不佩戴眼镜，所以不影响小孩的活动。它是一种采用特殊设计的硬性透气性角膜接触镜，通过镜片以及其下方的泪液膜发挥压力的作用，从而暂时性的改变角膜的几何形态，过夜佩戴后，白天裸眼状态可维持一天的清晰视力，并且在视网膜周边形成近视性离焦，达到有效控制近视度数的发展。但角膜塑形镜的验配是有严格要求的，需要到专业的医疗机构去验配，且经过试戴及各项数据的检查后方可进行验配。对于一些度数高或者角膜条件不允许配戴角膜塑形镜的，也可以考虑使用离焦软镜。离焦软镜是一种软性隐形眼镜，和角膜塑形镜不同，它不改变角膜的形态，是利用“周边离焦”的原理，通过镜片自身采用“离焦环”设计，来达到延缓眼轴增长、控制近视加深的效果。

（3）滴眼药物：目前，低浓度阿托品滴眼液是经过循证医学验证能够有效延缓近视进展的药物，与各种特殊设计的眼镜及接触镜联合应用能增强近视控制的效果。低浓度阿托品滴眼液需要在专业医生指导下规范使用，遵医嘱定期随访。

8. 做了激光手术，近视眼就治好了吗

近视矫正手术是通过手术方式改变眼的屈光度，这里的手术是针对近视眼的屈光手术方法，是使用被电脑精确控制的激光束在角膜里切削出一个合适的凹透镜，使得外界光线能够准确地会聚在视网膜上，达到矫正近视

的目的。科技发展，激光治疗近视的方法也在不断地进步，但术后近视患者眼底的结构并未发生改变，尤其是高度近视患者，由于眼轴拉长多伴有眼底的病变，这些眼底病理性改变依然存在，并没有从根本上治愈近视。对于近视还在进展的青少年，不宜进行激光手术，建议青少年年满 18 岁以上并且屈光度稳定的时候再进行。术后仍要像术前一样注意用眼卫生，有眼底改变的近视者，依然需要定期检查眼底。若已经发生眼底病变及并发症，可行激光光凝治疗，玻璃体腔内注射抗 VEGF 药物或者手术治疗。

9. 长期戴眼镜会使眼睛变凸吗

导致眼睛变凸的原因是近视，近视度数增加，眼轴增长，使眼球看起来凸出。变凸不是因长期戴眼镜引起的。发现戴上眼镜后，眼睛看上去有些变形，是因近视镜片存在一定的像的缩小作用引起的。

10. 近视可以逆转吗

家长经常可以发现市场上一些训练或者仪器号称可以逆转视力，这些都是不可能的。2019 年 3 月，国家卫生健康委等 6 部门联合印发的《关于进一步规范儿童青少年近视矫正工作切实加强监管的通知》中明确指出：在目前医疗技术条件下，近视不能治愈。从事儿童青少年近视矫正的机构或个人不得在开展近视矫正对外宣传中使用“康复”“恢复”“降低度数”“近视治愈”“近视克星”等表述，误导近视儿童青少年和家长。不得违反中医药法规定冒用中医药名义或者假借中医药理论、技术来欺骗消费者，谋取不正当利益。儿童青少年近视的发生与发展易受多种因素影响，家长千万不要“病急乱投医”，应转变“重治轻防”的错误观念，坚持抓早、抓小，掌握视力健康管理基本知识和技能，培养孩子养成良好的视觉行为习惯，引导孩子逐步实现自我管理，帮助孩子安全、平稳地渡过眼屈光发育的敏感期，才能有效预防和控制近视的发生与发展。

11. 近视戴眼镜会越戴越深吗

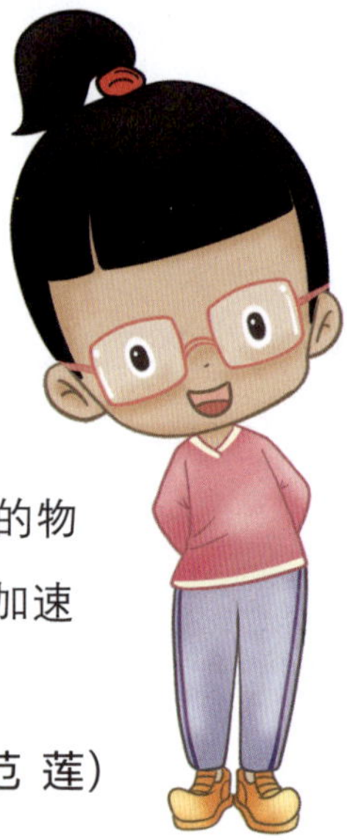

很多家长会觉得近视戴眼镜会越戴越深，但实际上近视度数的增加与配戴眼镜无关，而与儿童本身眼轴的增长，长时间近距离用眼，长期缺乏户外活动等有关。戴眼镜不会使近视度数加深，反而能有效地阻止或减缓近视的发展。因为戴眼镜后可消除眼睛疲劳，在不戴眼镜的情况下，近视眼要看清远处的物体，就必须眯起眼睛，这样会使眼内外肌肉过度疲劳，加速近视的发展。

（冯柯红　宋 润　范 莲）

（三）远视

12. 孩子远视是老花眼吗

不是，远视通常是由于眼球发育不完全，眼睛在不使用调节时，平行光线通过眼的屈光系统屈折后，焦点落在视网膜之后的一种屈光状态，远视一般是先天性的，可存在于任何年龄段，尤其是低龄。为了要看清远距离目标时，远视眼需使用调节以增加屈光力，而要看清近目标则需使用更多的调节。当调节力不能满足这种需要时，即可出现近视力甚至远视力障碍。老花眼是随着年龄增长而自然发生的生理现象，发生在中老年人。

特点：远点在眼后，为“虚焦点”；看远看近均可能出现模糊；通常看近更容易出现模糊和疲劳症状；轻度远视看远、看近都清楚；中度远视看远清楚，看近可能模糊；高度远视看远、看近都模糊，易导致弱视；具有一定的家族遗传倾向。

13. 什么是远视储备

新生儿眼球一般为远视眼，屈光度约为+2.50~+3.00D，这种生理性远视称为远视储备，随着生长发育逐渐降低，一般约到12~15岁发育为正视(屈光度为-0.50~+0.50D之间)，这个过程称为正视化。如果过早过多近距离用眼，如在6岁前已消耗完远视储备，则在小学阶段极易发展为近视。准确检测远视储备须在充分麻痹睫状肌的基础上进行验光检查。6岁学龄儿童的远视储备平均为+1.38D，随后每年以平均+0.12D的速度减少，8~9岁的下降幅度最为明显(+0.37D)，15岁时远视储备约为+0.31D。有研究提示，与年龄对应的远视储备是近视发生的最佳预测指标。需要强调远视储备如果超过相应年龄的远视储备上限，应关注儿童是否患有远视眼。此外，如果远视储备在正常范围内，还应关注儿童的视力状态是否在正常范围内。

对视力良好的儿童青少年，早期筛检出远视储备不足的对象，识别高危个体早期预警，关口前移，是预防近视发生、降低近视率的关键环节。

14. 远视储备是越多越好吗

远视储备少时容易进展为近视，但是远视储备并非越多越好，而宜在参考值范围内。

若孩子远视度数过高，视物时需要动用的调节力就越大。高度远视眼儿童可能因为调节力和实际需求不符而形成内斜视和弱视。若体检发现远视度数过高，超过远视储备正常值范围，应当及时前往医院眼科就医，预防内斜视或弱视发生。

（冯柯红　范 莲）

（四）散光

15. 孩子视物不清经常跌倒是眼睛散光造成的吗

有可能的。散光是指远处或者近处的物体看起来模糊或变形。散光是由于它的角膜或者是晶状体各个方向的屈折力不一样，物象经过角膜或者晶状体的屈折以后，不能够在视网膜上形成一个焦点，这种的话就会引起物像模糊。

特点：如果孩子严重散光，则近处、远处物体都看不清；可与近视、远视合并发生；高度散光多为先天因素导致。

16. 为什么会产生散光

散光的产生分为先天因素和后天因素：

（1）先天因素：多数散光都与先天因素有关，父母任意一方患有散光的儿童及青少年的散光检出率比父母双方均无散光者更高。

（2）后天因素：长期用眼姿势不良，如经常眯眼、揉眼、侧躺玩手机等，可能导致角膜受到压迫，角膜弧度发生改变，引起散光度数增加。这些因素不仅影响儿童青少年的散光，对成年人的散光也有很大影响，因为散光除了有度数变化，还会在方向上发生变化。另外，疾病、外伤、手术等均可导致角膜和晶状体的曲率变化，引起散光。

17. 孩子有散光怎么办呢

首先，要认识到，散光与近视一样不可逆，不能被治愈的。散光的本质同近视一样是屈光不正的一种，在这个原理的基础上，治疗近视的方案同样适用于散光。

（1）框架眼镜：散光引起视力下降或视疲劳等症状，应配戴矫正眼镜。但是高度散光患者对框架眼镜有不耐受的情况。

（2）RGP、巩膜镜：直接贴合在眼球上，没有框架眼镜的遮盖，因此能够提供更开阔的视野。可以在镜片和角膜之间产生泪液镜，能够使高度散光达到理想的矫正效果。

（3）手术：对于先天或后天因素所致的高度散光，可以通过主要有角膜屈光手术（包括角膜激光手术、非角膜激光手术）、眼内屈光手术包括有晶状体眼后房型环曲面（Toric）、人工晶状体植入术及屈光性晶状体置换术等方法进行治疗。

（冯柯红　范 莲）

（五）斜视

18. 儿童斜视都是先天性的吗

正常人的双眼是同时朝同一个方向注视，斜视是两眼不能同时注视一个目标。斜视在儿童中的患病率为 0.8%~6.8%，是导致儿童视觉发育障碍的常见眼病。斜视的表现多种多样：有的会表现出眼位偏斜，有的喜欢歪头、眯眼、怕光，也有出现步态异常的……当家长发现小朋友一只眼偏斜时，往往提示可能有斜视存在。由于斜视导致复视，小朋友经常会在强光下眯眼或闭一只眼睛，以减轻复视干扰；或者采用歪头、侧脸的代偿头位减轻视物不适感。同时，斜视患儿容易视疲劳，视物不能持久，其由于立体视觉受到影响，小朋友可能存在走路姿态异常或者容易跌倒等。有些斜视表现为偶尔间歇发作，在日常生活中不容易被家长发现。除了先天性斜视，大部分斜视的发病年龄在 2~3 岁。因此在这个年龄段进行专业眼科检查很重要。有助于早发现、早治疗。

19. “斗鸡眼”就是斜视吗

斜视的分类比较复杂，根据眼位偏斜方向分为水平斜视、垂直斜视和其他斜视。

水平斜视分为外斜视和内斜视，其中间歇性外斜视是儿童最常见的斜视类型，人们常说的“斗鸡眼”也是斜视的一种，指的就是内斜视。垂直斜视包括上斜视、下斜视。其他斜视还有旋转斜视、混合斜视等。

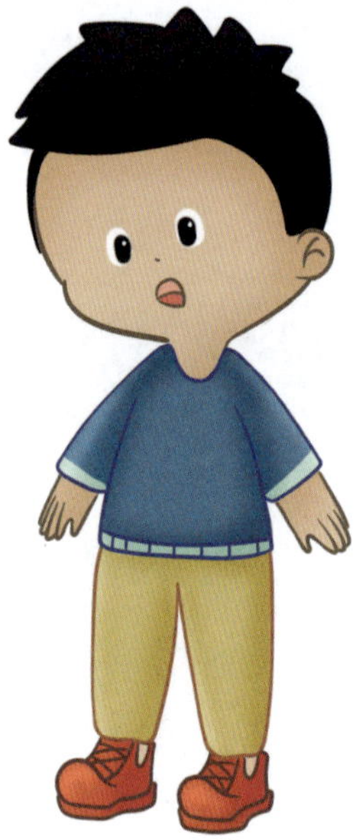

根据斜视发生年龄可以分为先天性斜视和后天性斜视。先天性斜视指出生后早期发生的斜视，先天性内斜视多于出生后6个月内出现，先天性外斜视多于出生后1岁以内出现，与出生时存在的缺陷有关。后天性斜视指出生6个月或1岁以后发生的斜视。

20. 儿童为什么会发生斜视呢

儿童斜视的原因有很多，常见于以下情况：先天性神经肌肉发育不良、基因变异、屈光异常、遗传因素、出生发育过程中缺氧及感染等。早产、出生体重低、评分低、染色体异常、胚胎期有乙醇接触史或母亲吸烟、有斜视家族史是斜视的危险因素。远视是儿童发生内斜的高危因素，且随着远视度数增加而增加。目前已明确将近视眼加入到外斜视的危险因素中，预防和控制近视加深可降低外斜视发生风险。因此，临床积极进行产前宣教、减少危险因素，尽早诊治屈光不正，可有效降低斜视的发生风险。

21. 斜视的危害有多大

斜视不仅影响双眼外观，还会影响视功能，导致立体视觉减弱或丧失，甚至引起弱视，垂直斜视患儿会出现歪头。患儿可能会出现自卑心理。未治疗的斜视导致儿童双眼视功能下降，社会交往受损，从而可能影响儿童的社交和生活质量。

22. 斜视的治疗方法有哪些

小度数的斜视可以通过配戴三棱镜来进行治疗。完全调节性内斜视，则只需要戴上远视眼镜便可。部分斜视是需要手术治疗的，尤其度数大的先天性内斜视、恒定性外斜视、上下斜视等。另外，肉毒素注射可用于先天性内斜视，连续性和急性共同性内斜。

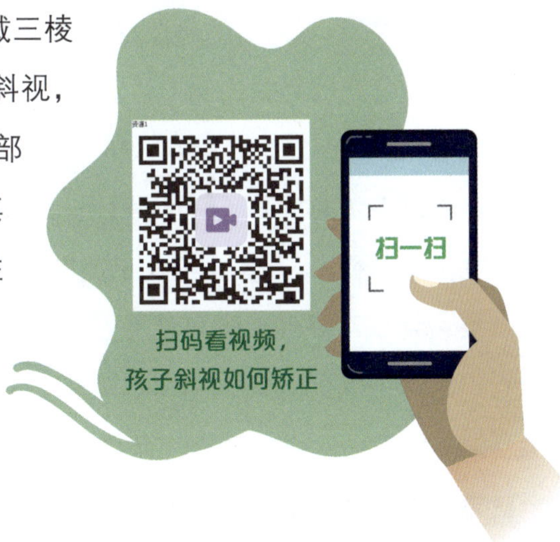

（冯柯红　范 莲）

（六）弱视

23. 有些儿童戴了眼镜也看不清外界景象是弱视吗

弱视是视觉发育期间由于各种原因导致眼睛无法看清、使用减少，通俗地讲就是眼睛变“懒”，常表现为孩子戴上眼镜也无法看清世界。我国儿童弱视防治专家共识（2021 年）将其定义为：在视觉发育期，由于单眼斜视、未矫正的屈光参差、未矫正的高度屈光不正、形觉剥夺引起的单眼或双眼最佳矫正视力低于相应年龄的视力为弱视；或双眼视力相差 2 行及以上，视力较低眼为弱视。

家长需要注意的是：不同年龄段小朋友的正常视力范围是不同的。根据视力发育规律，3~5 岁小朋友的正常视力为 0.5 及以上，6 岁及以上小朋友则要达到 0.7。所以，视力是否正常要结合年龄来判断。另外，不戴眼镜时看不清，不一定是弱视。弱视诊断中的视力是指最佳矫正视力，也就是戴上合适的眼镜后测得的视力。而且，弱视的诊断必须排除器质性病变，比如一些先天性眼底病变。所以，需要到正规医院去诊断弱视。

24. 哪些情况会导致儿童弱视

（1）斜视：即一只眼向内或者向外偏斜，常常是斜出去那只眼睛易得弱视。

（2）屈光参差：双眼远视，且双眼屈光度数差距大，常常是度数更高的那只眼发生弱视。

（3）屈光不正：即通常所说的近视、远视、散光。如果度数高却没及时配戴眼镜，常常会发生双眼弱视。

（4）形觉剥夺：比如上睑下垂、先天性白内障等遮挡视线的眼病，会使得被挡住的那只眼“懒得使用”，从而引发弱视。

25. 弱视能治好吗

治疗弱视，年龄因素非常关键，年龄越小，疗效越好。家长一定要关心孩子的视觉，需要早期发现、早期治疗。

（1）矫正屈光不正：对于存在的屈光不正，要尽早行睫状肌麻痹验光，及时佩戴矫正眼镜。

（2）去除形觉剥夺因素：早期治疗先天性白内障或先天性完全性上睑下垂。

（3）遮盖疗法：常规遮盖治疗即遮盖优势眼，强迫弱视眼使用，是迄今为止最为有效的治疗单眼弱视的方法。

（4）配合各类弱视训练：如精细训练、双眼视觉训练、后像疗法等。

（范 莲　冯柯红）

（七）儿童眼科疾病

26. 眼底照相可以诊断哪些疾病

我们眼睛就像一部精密的照相机，眼球的每个结构可对应照相机相应的零部件。眼底就相当于照相机的底片部分，即使照相机的镜头再清晰、变焦能力更宽广，底片坏了就无法拍出清晰的图像，所以一旦眼底出了问题，那对视力的影响往往是非常大的，所以眼底问题的早期发现就显得特别重要。但是，眼底在眼睛的最里面，外观肉眼很难发现，需要借助专业的设备才能检查出来，最直接的就是眼底照相。儿童特别是新生儿、婴幼儿等，缺乏自我表达能力，而儿童的眼底病大部分是先天的，发病早而隐匿，外观不易发觉，等到发现往往病情就比较严重，失去最佳的治疗时机，造成失明，严重者可危及生命。

儿童眼底病有先天性的也有后天获得性的。早产儿视网膜病变是发生在早产儿和低体重儿的严重视网膜病变，出生后不久即需筛查，早期发现、诊断和干预可以防止 ROP 引起的失明。

儿童最常见的眼内恶性肿瘤——视网膜母细胞瘤如果在出生早期做眼底筛查，就能早期发现，早期治疗，不仅可以保生命，而且可以保眼球、保视力，提高患儿生存质量。

其他先天性的眼底病，如家族性渗出性玻璃体视网膜病变、永存原始玻璃体增生症、外层渗出性视网膜病变（Coats 病）、色素失禁等，有效治疗的窗口期也很短，可干预性较强，早期发现治愈率很高；还有眼底病像视网膜色素变性、Leber 先天性黑矇、视网膜劈裂、BEST 病、结节性硬化症等可早筛查早知道早监测，虽然不能治愈，但可以减少继发的损害；另外很多眼底病都有遗传性，可以进行基因诊断，对于计划再次生育的父母可以提前做相应的遗传咨询与指导，孕育健康的宝宝。

儿童后天获得性的眼病如眼外伤、犬弓蛔虫病等亦可通过眼底照相得以早发现、早治疗。

27. 眼睑上长了脓包是怎么回事

睑板腺囊肿又称霰粒肿，是因睑板腺排出管道阻塞和分泌物潴留的基础上而形成的睑板腺慢性炎性肉芽肿，是一种常见病、多发病。该病早期进展缓慢，合并感染后突然增大，出现红肿，甚至破溃；绝大部分保守治疗无明显效果（用药和热敷），通常需手术治疗，且较易复发。

麦粒肿又称针眼、睑腺炎，是睫毛毛囊附近的皮脂腺或睑板腺的急性化脓性炎症。麦粒肿分为内麦粒肿和外麦粒肿两型。典型表现为眼睑皮肤局限性红、肿、热、痛，邻近球结膜水肿。重者伴有耳前、颌下淋巴结大及压痛、全身畏寒、发热等。

出现以上症状建议家长带孩子及时来院就诊，轻者医生会配抗生素的眼药水和眼药膏，一定要按时用药，同时使用热敷的方法，每天热敷 3~4 次，每次 5~10 分钟。若症状严重或长期不退，则需来医院复诊，必要时医生会采取切开排脓。

28. 出生后小宝宝总是眼泪汪汪的，这是怎么回事

婴幼儿流泪原因多种多样，但是反复流泪、分泌物增多就要小心泪道阻塞。泪液大部分由泪腺分泌产生，通过泪道系统排入鼻腔。泪道是一条上端开口于眼睑处的泪小点、下端开口于鼻腔的管道，主要功能是排出泪水，泪道任一部分结构异常都会导致泪道阻塞，小朋友表现为“泪汪汪”、分泌物反复出现。新生儿泪道阻塞最常见的原因就是泪道下段发育不完全，残留的 Hasner 瓣膜堵住了泪道，少部分是由于泪道的先天结构异常或泪道周围的骨骼结构异常。

泪道阻塞主要表现为婴儿出生后单眼或双眼出现泪眼汪汪（溢泪），伴有或不伴有反复出现黄白色或黄绿色分泌物，眼睑皮肤湿疹，但眼红不明显，少部分可发展为泪囊炎，表现为泪囊部的急性红肿，若不及时干预会导致局部破溃，形成瘘道。

临床上对于出生后反复溢泪不愈的宝宝应考虑泪道阻塞，医生会通过泪道冲洗来确诊。

那如何治疗泪道阻塞呢?

（1）4~6 月龄之前建议家长们保守治疗多多按摩，残留的 Hasner 瓣有可能会自行吸收或按摩过程中被泪道内增大的压强冲破，因此部分小朋友能够自愈。

（2）超过 4~6 月龄的小朋友自愈的可能性就比较小了，建议行泪道冲洗探通，借助外力捅开阻塞泪道的瓣膜或发育不全的泪道也能取得不错的疗效。家长不用太担心，大部分泪道探通在门诊局麻即可完成。

（3）对于泪道狭窄或黏连较严重，反复泪道探通后仍流泪的小朋友，建

议行泪道置管，通过留置在鼻泪道中的引流管将狭窄或黏连的部分撑开，3~4 周后拔除。

（4）若存在泪道先天发育异常及泪道骨性阻塞则需要依照患儿的病因进行个性化手术治疗。

29. 孩子总是眨眼、揉眼睛是怎么回事

孩子频繁眨眼、揉眼睛主要为以下几种常见病因：

（1）抽动症：抽动症是儿童频繁眨眼的常见原因，可源于压力或焦虑，也有不明原因的，但通常会逐渐地自然消失，家长要避免过度关注。

（2）存在刺激物：孩子的眼睛存在刺激物，如外界异物进入结膜囊、倒睫不停地刺激角膜等，都会让孩子频繁眨眼。这种情况下，家长需要带孩子到眼科做详细的检查，及时治疗处理。

（3）眼睛看不清：很多时候，孩子并不会表达自己看得清不清楚。当孩子看不清的时候，例如存在高度的远视或者散光，容易引起视疲劳，进而引发频繁眨眼的症状。存在斜视的孩子也可能会频繁眨眼。这种情况下，家长需要带孩子到眼科做一个视力筛查，明确有没有远视或者散光等问题。

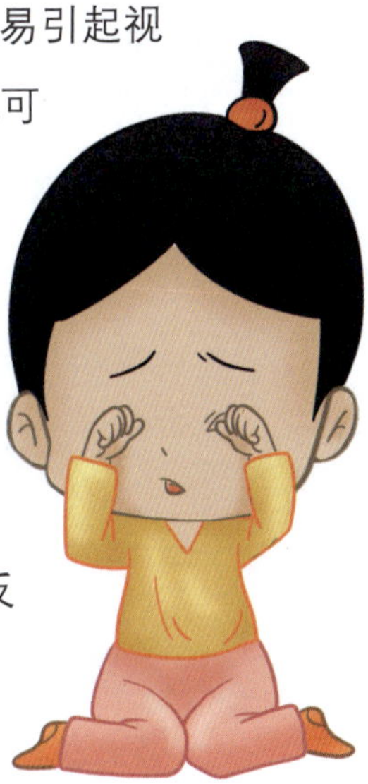

（4）过敏：过敏性结膜炎的典型表现是突然发生的、难以忍受的眼痒，流泪，红肿，严重的情况下还会有烧灼感。这些症状在过敏的季节里时好时坏、反复发作，和气候及环境有密切关系，患儿常常因此频繁眨眼。

30. 小朋友红眼睛了怎么办

在眼睑的内面、眼白的表面有一层透明薄膜叫作结膜。结膜炎就是发生在结膜的炎症或感染，当结膜受到各种刺激后，将出现水肿、眼红，可累及单眼或双眼。红眼可能有以下几种情况：

（1）感染性结膜炎：类似于人们常认为的“红眼病”，可伴有咽喉疼痛、发热、呼吸道症状等症状，感染性结膜炎需点抗生素的眼药水和涂抗生素或抗病毒眼膏，注意隔离和用眼卫生，避免交叉感染。在日常护理中，“看”或者“对视”是不会被传染的，但是接触生病儿童的分泌物或其接触的物品后再触碰自己的眼睛就有被传染的可能性，因此在护理时需要勤洗手，同时清洁患儿眼部分泌物时尽量使用一次性纸巾等，在充分清洁干净眼部分泌物后滴用相关的眼药。

（2）过敏性结膜炎：可伴有鼻炎、湿疹、哮喘等全身过敏性疾病，过敏性结膜炎需在医生的指导下使用各类抗过敏的眼药水，同时注意避免接触过敏原。

（3）结膜下出血：由结膜小血管破裂或其渗透性增加引起。单眼多见，对于婴幼儿，外伤较为多见，或由使劲揉眼或剧烈咳嗽所致。初期呈鲜红色，以后变为棕色。通常 7~12 天内自行吸收。一般不影响视力，无特殊治疗，主要是注意用眼卫生及防止眼疲劳。出血早期局部冷敷，两天后热敷，每天 2 次，可促进出血吸收。

31. 眼睛进了异物怎么办

儿童因为好奇又好动，经常会有异物进入眼睛，常见异物一般包括：

（1）植物、灰尘、沙粒、铁锈碎片等异物；

（2）类似消毒酒精、蚊子药水等飞溅的化学物质；

（3）对眼睛危害很大的强酸强碱的液体，比如常见的洗衣液、洗衣凝珠、漂白剂、防腐剂、干燥剂、管道疏通剂等。

异物进入眼睛的危害：

（1）刺激感：异物进入眼睛后，常会引起眼睛疼痛、刺激或者异物感。

（2）感染风险：角膜异物可造成角膜表面的划伤，引发细菌感染。

（3）视力受损：异物存在时间越长，可能会导致视力模糊或眼部不适感加剧。对于化学性异物，则对眼睛伤害更大。酸性化学物质使眼表层组织受伤后与蛋白质结合凝固，不扩散，易修复。因碱溶于水，则会溶解脂肪与蛋白，且向眼内深部扩散，有较强的穿透力，危害严重。

发生异物入眼的初步处理：

（1）避免揉搓眼睛，以免进一步划伤角膜；

（2）若进入眼睛的是化学性异物，需要在送医前就地立即使用纯净水或饮用水冲洗，缩短化学物品与眼组织接触时间，稀释化学物质的浓度，冲走致伤物，能将烧伤造成的损伤减到最低程度；

（3）及时就医，无论眼部不适症状是否消失，都要及时到眼科门诊就诊；

（4）异物取出后，家长要谨遵医嘱，合理用药，预防感染，促进恢复。

32. 儿童也会得白内障吗

儿童也会有白内障，即眼球内的晶状体发生了局部或整体的浑浊，与成人白内障随年龄增长逐渐发生不同，先天性白内障往往一出生就存在晶状体浑浊。先天性白内障一部分为遗传性，也就是基因突变所致，还有一部分和母亲怀孕期间各种病毒感染相关。此外宝宝出生后在生长发育过程中也会因为各种疾病、药物或外伤导致白内障的发生。比如代谢性疾病，半乳糖血症、甘露糖贮积症、肝豆状核变性、高血糖症或低血糖症、胆固醇合成障碍、甲状旁腺功能减退症和假性甲状旁腺功能减退症等均可引起晶状体浑浊。其他眼部疾病如脉络膜先天缺损、色素性视网膜炎、葡萄膜炎等可并发白内障。各种外伤如眼球穿通伤、严重的钝挫伤、辐射损伤等均可导致晶状体受损。长期大剂量使用皮质类固醇类药物可引起晶状体后囊浑浊，且停药后浑浊不会消退。

遗传性白内障相对稳定，并发性或药物性白内障，因原发病的进展可逐步加重，其中长期口服激素类药物可致白内障变严重，而且停药后白内障不会消退。

儿童白内障会出现以下问题：浑浊明显的白内障会导致严重的视力问题，比如宝宝对眼前晃动物品没有眨眼或追随反应，视力显著低于同龄的宝宝且戴眼镜也无法改善；出现内斜视或外斜视等眼位的异常；出现双眼不自主水平方向来回晃动，无法盯住不动看玩具（眼球震颤）；眼黑中央出现白色反光（白瞳症）。

33. 儿童白内障需要手术吗

儿童白内障需要尽早治疗。晶状体相当于照相机的镜头，当出现白内障会导致眼睛无法成像，就像相机无法聚焦拍照一样，外界的光线无法正常进入眼内，宝宝的视觉则不能正常发育，可引起严重的弱视甚至失明。所以严重的白内障需要尽早治疗，否则会影响患儿正常的视力发育，导致视力发育停滞，严重的会致盲。

根据白内障的严重程度，决定采用保守或手术治疗。对于部分遮挡，视力干扰不明显的白内障，可采用保守治疗。而当患儿出现明显的内斜视、外斜视，或出现眼球震颤时需要尽早手术治疗，或者虽未出现上述表现，但经医生检查发现白内障浑浊明显时也应尽早手术。

儿童白内障手术的主要目的是摘除浑浊的晶状体，恢复眼内光线进入通道的透明性，促进视觉发育，防止弱视的形成。对于白内障浑浊严重的宝宝，单眼白内障可在出生后 4~6 周内进行手术，而双眼白内障可在出生后 10 周内进行手术治疗。

对于出生不久的宝宝或者眼球发育相对落后的宝宝，往往第一次手术时无法植入人工晶状体，需要等到宝宝的眼球长到足够大时再选择将人工晶状体放入眼内。对于眼球发育正常的宝宝可在 2 岁后考虑二次人工晶状体植入手术；眼球发育落后，眼轴短的孩子可酌情延迟至学龄前二次手术，以降低术后青光眼发生的风险。

儿童白内障术后视力不会立刻提高。白内障手术仅仅摘除了浑浊的晶状体，让宝宝有了看得清的条件，孩子因白内障所造成的弱视仍然存在，术后仍需要验光、佩戴眼镜并进行规范的弱视治疗，视力才有可能逐步提高。

术后视力矫正方法：无晶状体眼（做了白内障摘除手术，没有植入人工晶状体）的宝宝，眼睛是高度远视的状态，可采用佩戴框架眼镜，隐形眼镜（角膜接触镜）来提高视力，等到眼球慢慢长大，适合植入人工晶状体时，二次手术植入人工晶状体来矫正视力。戴眼镜或者装完人工晶状体后还需要长期的视觉康复训练，比如单眼白内障的孩子，需要遮盖视力相对好的一只眼，以及针对性的弱视训练。孩子视力改善的必要条件是：手术+视觉康复训练，二者缺一不可。

34. 宝宝的眼黑特别大但是很怕光是可能得了青光眼吗

这是有可能的。常见的先天性青光眼症状包括怕光、流泪、眼睑痉挛（眼皮跳动）、角膜水肿（眼黑发雾、失去光泽）、眼球增大、角膜直径变大（类似戴上美瞳的效果）。所以家长发现宝宝的眼黑特别大时，不要美滋滋地认为宝宝看上去特别的萌，一定要提高警惕！

人类的眼球内部会不断地生成房水，正常情况下经过特定的管道排出眼外（主要是前房角），生成的房水和排除的房水保持平衡，保持眼内的压力在一个正常的范围内。当因各种先天性因素导致前房角结构发育异常时，眼内不断产生的房水无法顺畅地排出眼外，眼球内部的水分不断地积聚，像吹气球一样，内部压力慢慢变大，挤压眼球后部的视神经，造成视神经的损伤。视神经类似于眼球和大脑之间的连接线，负责将眼球生成的视觉信息向大脑传输，当视神经功能受损后，大脑无法正常接收眼球传入的信号，看东西的范围慢慢变狭小、模糊，最终像火焰熄灭一样，视力会逐渐丧失。所以患有青光眼的宝宝眼内压会逐步增大，导致眼球扩张变大、视神经受损，视力逐步下降，若不及时治疗，会引起患病的眼睛失明。

先天性青光眼如何治疗呢？一旦确诊先天性青光眼，在达到 1 月龄后应积极手术治疗，药物只能暂时缓解，最根本的治疗仍是手术。通过手术疏通或重新建立新的房水排出通道，降低眼球内的压力，以保护视神经，阻止视力进一步受损。

部分患儿会因出血、炎症或者瘢痕形成导致前房角再次关闭，眼内压再次升高，所以青光眼患儿术后需定期复查监测眼压以防病情复发。

术后宝宝眼内的压力恢复正常时，浑浊的角膜会变得清亮（水肿消退），视力可能会改善，但如果宝宝存在斜视、弱视、近视的状况，术后仍需及时戴镜矫正并进行弱视训练，受损的视力才有可能提高。

35. 儿童眼球受伤怎么办，视力会受影响吗

（1）导致眼球穿通受伤的物品：生活常见的锐利物品，比如剪刀、裁纸刀、铅笔、签字笔、金属棒状物、有尖锐突起的玩具等，都可能会对宝宝的眼睛造成伤害，应让宝宝尽可能远离尖锐的物品。宝宝嬉戏奔跑时手中的玩具、地面的突起均可能对宝宝的眼睛造成伤害，所以孩子嬉戏玩闹时手中尽量不要抓玩具，还要密切观察周围的环境，警惕摔倒时可能因不平整的凸起，例如树枝、碎石等对眼球造成伤害。

（2）眼球穿通伤的表现：当眼球破裂时，常见的表现为不肯睁眼、流泪、怕光、哭闹、视力下降、眼红、眼痛、瞳孔变形、眼球里面的组织嵌顿在眼黑处，也有些孩子因眼球的伤口自行闭合后无明显不适，此时症状隐匿不易发现异常，家长需多关注孩子眼球外观以便及时发现异常。

（3）眼球穿通伤对视力的影响：眼球结构的损伤可导致视力急剧下降，

眼球壁被锐利的物品刺破后外界的病毒、细菌侵入眼内，可能引起眼内发炎、另一侧未受伤的眼球也可能被连累出现发炎（交感性眼炎），所以一旦发现眼球受伤需立即至医院就诊。累及角膜的伤口，日后形成的瘢痕会形成不规则的散光，引起视力下降。角膜中央的瘢痕会直接遮挡光线进入眼球的路径，当损伤累及虹膜或晶状体等眼内结构会导致瞳孔变形、外伤性白内障的发生，损伤视网膜会造成视网膜脱离，所以眼球一旦发生穿通伤，即使及时手术，视力通常也会存在不同程度的损伤。

（4）眼球穿通伤的紧急治疗：首先需要进一步检查以排除眼球内是否进入异物，其次根据伤口闭合的程度确定是保守还是手术治疗。如果有眼球内部的组织脱出于眼球表面、伤口无法闭合则需要急诊手术以恢复眼球的正常结构。受伤后千万不能挤压眼球，这样可能会进一步加重对眼球的损害。

（宋 润　陈 磊　徐 华）

二

耳科疾病篇

(一) 日常照护

1. 让我们来认识耳朵吧

小朋友们，我们每个人都有一双耳朵，来帮助我们聆听世界美好的声音。今天，就让我们一起来科学认识耳朵吧，我们可以从耳朵的结构、功能、保护方法以及常见问题等方面给大家详细地讲讲。

首先，我们要知道，耳朵由外耳、中耳和内耳三部分组成，每部分都有其独特的结构和功能。

外耳：包括耳廓和外耳道。耳廓是我们能从外部看到的部分，负责收集声音并将其导入外耳道。外耳道是一条从耳廓到鼓膜的弯曲管道，长2.5~3.5厘米，由软骨部和骨部组成。

中耳：位于外耳和内耳之间，由鼓膜、鼓室、听骨链（包括锤骨、砧骨和镫骨）以及咽鼓管等结构组成。中耳的主要功能是传导声音，将外耳收集到的声波转化为机械振动，并传递到内耳。

内耳：位于颞骨岩部内，由半规管、前庭和耳蜗组成。内耳是听觉和平衡感受的主要部位，耳蜗负责将中耳传来的机械振动转化为神经信号，传递至大脑听觉中枢；而前庭和半规管则负责感受身体的运动和头部的位置变化，维持身体的平衡。

小朋友们，耳朵的功能也很重要！它可以帮助到我们生活和学习中的方方面面，其中，包括以下几个方面：①收集和传递声音：耳朵是人体的重要听觉器官，能够收集周围环境的声音，并将其转化为神经信号传递至大脑进行处理。②维持平衡：内耳中的前庭系统能够感受身体运动和头部位置的变化，并通过神经反馈调节身体的平衡状态。③保护内耳组织：耳朵的结构设计有助于保护内耳免受外界伤害，如外耳道中的耵聍（耳屎）具有一定的抗菌作用，能够阻挡部分细菌和灰尘的侵入。

综上所述，科学认识耳朵对于保护我们的听力健康和维持身体平衡具有重要意义。我们应该关注耳朵的结构和功能特点并采取相应的保护措施以预防耳部疾病的发生和发展。

2. 儿童需要经常掏耳朵吗

小朋友们，我们经常会觉得自己的“小耳朵”会痒痒，而且妈妈总是会从耳朵里面帮我们掏出一些黄黄的“东西”。这到底是怎么回事呢？其实，这是外耳道耵聍，俗称耳垢、耳屎，是外耳道软骨部皮肤的耵聍腺产生的淡黄色分泌物。儿童一般不需要经常掏耳朵。这主要是因为儿童的外耳道皮肤有耵聍腺，这些腺体能够定期分泌耵聍（耳屎），这些耵聍通常对耳朵有保护作用，可以防止灰尘或飞虫进入耳朵。同时，耳朵也有自我清理的功能，当儿童跑步、走路或者头部活动时，这些耵聍会自动从外耳道排出。

然而，在某些情况下，如遗传因素导致儿童的耵聍是油耳，呈褐色或黄色，且不容易被排出外耳道，容易聚集在外耳道形成栓塞，或者出现外耳道内大量耵聍聚集在一起形成栓塞，导致耳闷、耳鸣、听力下降等症状时，就需要及时清理。但这种情况下，应由专业医生在耳镜下进行清理，以避免对儿童造成不必要的伤害。

对于儿童掏耳朵的频率，并没有一个固定的时间规定。一般来说，如果儿童的耵聍分泌较慢，可以选择 2~3 个月清理一次；如果分泌较快，则建议半个月清理一次。但无论何种情况，都不建议频繁掏耳朵，因为儿童的耳道皮肤较为脆弱、敏感，频繁掏耳朵容易导致耳道皮肤损伤，甚至引发炎症感染或中耳炎等问题。

此外，家长在给儿童掏耳朵时，应使用儿童专用掏耳勺，并注意力度和手法要轻柔。如果儿童对于家长清理耳道内的耵聍比较抗拒，则建议家长带其前往医院小儿耳鼻喉科，在专业医生的操作下进行清理。

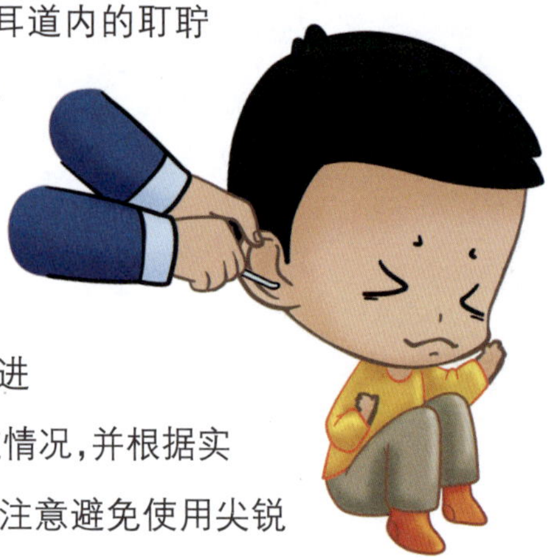

总之，儿童一般不需要经常掏耳朵，除非在特定情况下需要由专业医生进行清理。家长应注意观察儿童的外耳道情况，并根据实际情况决定是否需要清理。同时，也要注意避免使用尖锐物品或过度用力掏耳朵，以免对儿童造成伤害。

3. 游泳时耳朵进水怎么办

夏天到了，许多小朋友特别喜欢到水上世界玩耍，或是参加游泳等水上项目，可是，也经常会出现耳朵不舒服等情况，那该怎么办呢？其实，游泳时耳朵进水是一个常见问题，但不必过于担心。以下是一些处理方法和建议：

（1）倾斜头部：当耳朵进水时，可以倾斜头部，让进水的耳朵朝下，轻轻拍打耳朵周围的部位，这样有助于水从耳朵里流出。

（2）单脚跳：侧着头部，让进水的耳朵朝下，然后抬高对侧的下肢，通过单脚跳的方式，可以促使耳朵内的水分在重力的作用下自行排出。

（3）使用棉签：如果水没有完全排出，可以使用干净的棉签轻轻转动外耳道，将耳朵内的水分蘸取出来。但需注意避免将棉签伸进去太多，以免将水分挤进去或损伤耳道。或是，也可以将干净的纸巾卷成长条状，轻轻伸到耳道里，蘸干水分。

经过以上处理之后，如果还是觉得“不舒服”，我们应该怎么办呢？首先，我们应该观察症状，如果经过上述方法处理后，耳朵内的水分仍未完全排出，或者出现了耳痛、耳鸣、听力下降等不适症状，应及时就医。其次，及时接受专业治疗：到医院后，医生会根据具体情况使用专业的器械将耳朵内的水分弄出来。如果已经发生了感染，医生还可能会开具消炎药物进行治疗。

细心的家长们总是会想到一些预防措施来减少这一类情况的发生。比如说，在游泳时佩戴合适的耳塞可以有效防止耳朵进水。还有，可以尽量控制游泳时间，避免长时间泡水导致耳朵进水。而且，细心的家长们，可以游泳前后检查耳朵是否有耵聍等异物，如果有应及时清理，以免游泳时泡涨后引起耳朵疼痛、发炎。

总之，游泳时耳朵进水后不必过于紧张，可以按照上述方法进行处理。如果情况严重或持续不适，应及时就医寻求专业帮助。

4. 婴儿耳朵出黄水怎么办

当新手爸妈照顾心爱的小宝贝时，总是“小心翼翼”，会特别关注小宝贝的“异常情况”！一些细心的妈妈会发现宝宝的耳朵流黄水，这是为什么呢？其实，宝宝的耳道“流黄水”，常见于以下几种原因：

（1）油脂性耵聍，通常表现为耳道内有黄色油脂性分泌物，一般是遗传导致，小宝宝无特殊不适，亦无须特殊处理；

（2）化脓性中耳炎，小宝宝一直干耳但突然流黄水，伴有发热、哭闹、烦躁不安、食欲下降或者追声反应下降，建议至耳鼻喉科门诊进行专科查体，若确定为中耳炎，可以使用抗生素滴耳液局部治疗，必要时加用口服或静脉输注抗生素；

（3）湿疹，可表现为耳朵周围出现小疹子，伴有黄色分泌物，小宝宝会出现喜挠耳、摇头，可以在清理耳道后涂抹湿疹乳膏，也可遵医嘱口服抗过敏类药物治疗。

其实科学预防最重要！我们可以采用以下几个方法，做到“防患于未然”：首先，在日常生活中，在给宝宝洗澡或洗头时，要注意避免水流入耳朵内部。可以使用耳塞或棉球轻轻堵住宝宝的耳朵口。其次，合理喂养宝宝，保证营养均衡，增强宝宝的免疫力，减少感染的风险。最后，家长应避免自行给宝宝抠耳朵或使用尖锐物品清理耳道，以免损伤耳道皮肤或耳膜。总之，当婴儿耳朵出现黄水时，家长需要及时就医并遵循医生的指导进行治疗和护理。同时也要注意日常生活中的预防措施，以减少宝宝耳朵出现问题的风险。

5. 宝宝从多大开始会“听到声音会转头”呢

宝宝从多大开始会“听到声音会转头”这一能力的发展，通常与宝宝的听力和运动能力发育密切相关。以下是对这一问题的详细解答：

一般来说，大多数宝宝在3~4个月大时，能够完成听声音转头的动作。这一时期，宝宝的听力和视力逐渐发育完善，能够辨别声音发出的部位，并且颈部和头部的运动能力也逐渐增强，足以支撑宝宝完成左右转头的动作。

在这个“听声转头”的过程中，有以下几个方面的因素影响。首先，听觉系统的发育：宝宝在出生后不久就具备了听力，能够听到外界的声音。然而，由于神经系统和肌肉发育的限制，他们可能无法立即对声音做出转头反应。其次，运动系统的能力发展：随着宝宝月龄的增长，他们的颈部和头部力量逐渐增强，颈椎的生理弯曲也逐渐形成，这使得他们能够更好地控制头部的运动。再者，当宝宝听到声音时，他们会尝试通过转头来寻找声源。这种反应行为是宝宝生长发育过程中的一个重要里程碑，也是他们感知和探索世界的一种方式。

不过，需要注意的是，每个宝宝的生长发育速度都是不同的，因此他们听声音转头的具体时间也会有所差异。有些宝宝可能在3个月时就能很好地完成这一动作，而有些宝宝则可能需要更长的时间。如果宝宝在5~6个月时仍然不能完成听声音转头的动作，家长应该引起足够的重视，并及时带宝宝到医院进行详细的听力测试和中枢神经系统的评估。

综上所述，宝宝从3~4月龄时开始能够完成听声音转头的动作，但具体时间可能因个体差异而有所不同。家长应该关注宝宝的生长发育情况，并在必要时及时咨询医生。

6. 小宝宝为什么挠耳朵

经常有家长发现小宝宝喜欢挠耳朵，因为找不到原因而焦虑不安，那么小宝宝为什么喜欢挠耳朵呢？比较常见的情况有三种：

（1）耳部湿疹：耳部湿疹有时会长在外耳道和耳甲部位，对于耳朵本来就很小的宝宝来说是不太容易发现的，所以当宝宝频繁挠耳朵时，可以先仔细观察一下耳朵周围和耳廓内有没有湿疹，耳部湿疹和普通湿疹的护理一样，穿着或者环境不要过热，可以适当用一些润肤产品，如果比较严重，需要及时就医。

（2）中耳炎：如果宝宝除了挠耳朵，还有较多脓液持续流出，就很可能是患中耳炎了，中耳炎是小宝宝比较常见的疾病，1~2 岁是高发年龄段，哺乳姿势不当、洗澡耳道及鼻腔进水，都可能导致液体从咽鼓管进入到中耳腔，从而引发中耳炎。

（3）外耳道异物：儿童出于好奇，经常将小珠粒、小玩具等各种小物塞入外耳道，偶尔也有小朋友在游乐场玩耍时小砂石、小决明子等误入外耳道，或有些棉签质量不佳，家长在给小朋友挖耳时棉签头遗落耳道，较大异物阻塞外耳道、累及鼓膜或压迫周围组织，可引起耳闷、耳痛等不适，建议不要自行掏挖，避免将异物推向深处及损伤耳道和鼓膜，建议立即至医院就诊。

7. 油耳朵需要治疗吗

日常生活中,很多家长都喜欢帮着自家的小朋友掏耳朵,这时就会有一些家长发现,自家小宝宝耳道总是“油乎乎、湿哒哒”,不好清理。其实,“油耳朵”又名油性耵聍、湿耳朵、软耵聍等,和基因相关,属于显性遗传。一般耵聍呈干燥松软薄片状,少部分人耵聍腺和皮脂腺分泌特多,排出的呈棕黄色、油性黏稠物质,在尚未干燥后就已积满在耳朵眼里,有的甚至流出耳外,有的凝聚成团,这种情况称为“油耳朵”。油耳朵儿童成年后部分会伴有狐臭,这是因为狐臭和油耳朵都是由 16 号染色体上的 *ABCC11* 基因一起控制的,它负责调控大汗腺的分泌能力和数量。油性耵聍无药物治疗,也不需要治疗,对身体也没有影响。和干性耵聍唯一的不同就是油性耵聍不容易自动排出,可能会堵塞耳道,需要定期用细头棉签清理或者至专业耳鼻喉科清理。

8. 耳朵飞进虫子怎么办

外耳道异物是耳鼻喉科常见急诊之一,而动物性异物最为棘手。耳道进虫子容易造成耳道不适:

(1)剧烈疼痛:通常会伴有耳内闷堵感,以及耳鸣。严重时还会出现耳内流血的现象,即虫子搔刮或在耳道内挣扎,对耳道皮肤造成损伤,造成出血。昆虫的特点是只会前进,而不会后退,因此飞进耳道时通常头部朝向鼓膜,而鼓膜部位为盲端导致昆虫不停在耳道深处挣扎,或昆虫脚在鼓膜表面抓挠，从而刺激患者产生剧烈疼痛，以及听到耳内有明显响动；

（2）听力下降：由于虫子堵塞耳道，且对鼓膜造成刺激，通常会出现该侧耳朵听力下降；

（3）感染症状：如果耳内进入较小的昆虫，患者没有注意，可能虫子会在耳道内死亡，从而引起耳道感染，出现流脓等症状。

那么，如果耳朵进虫子了在家如何急救呢？

气压法：如果小朋友感觉耳朵内有较大的异响，立即让患者用双手捂住耳朵，同时张大口，使鼓膜内外的气压平衡，以防止鼓膜震伤。

重力法：让小朋友将头歪向患侧，利用重力看能否让飞虫从耳朵内倒出。

趋光法：经过以上处理，如果飞虫仍未从耳朵内倒出，让小朋友走到暗处或关掉照明灯，保持室内暗环境后，用强光手电对准患者的患耳进行照射，利用飞虫的趋光性诱使飞虫自行爬出。若尝试后，虫子仍未掉出，建议不要自行掏挖，避免将异物推向深处及损伤耳道和鼓膜，建议立即至医院就诊。

9. 戴耳机会影响听力吗

有时会看到这样的新闻“戴耳机听音乐不小心睡着了，起床发现耳朵听不见了”，这样的新闻不是危言耸听，确有其事，戴耳机给我们的生活带来了巨大的便利，但不当使用可能会带来潜在危害。耳机产生的高强度声刺激可能对听觉系统造成噪声性损害，并且长时间佩戴耳机可能导致外耳道、耳廓等结构的机械性损伤。我们之所以能够听到声音，是因为我们的内耳中存在“毛细胞”，它们 24 小时不间断地工作，负责感知外界的声刺激，并将声信号转化为生物电信号传递给大脑，从而产生了听觉。然而，当我们使用耳机声音过响超出毛细胞所能承受的范围时，就会对毛细胞造成损伤，可能导致耳鸣、耳闷等症状，这些症状通常是听力受损的早期迹象。人体具有一定的自我修复功能，如果我们能及时减小音量、减少使用耳机的时间，这些毛细胞通常能够逐渐恢复，症状会在一段时间后自行消退。然而，如果我们长时间、频繁地接受高强度声音刺激，毛细胞将长时间处于过度负荷状态，可能导致不可逆的损伤，由于毛细胞无法再生，因此这种损伤可能导致永久性的感音神经性听力下降，现有医疗手段无法完全恢复。

为了避免这一悲剧的发生，正确佩戴耳机、控制音量、合理使用时间是至关重要的。关于如何正确使用耳机，世界卫生组织已提出明确的建议：成年人使用耳机声强 80 分贝时，每周不应超过 40 小时；如果耳机声强超过 80 分贝，则使用时间应相应缩短。儿童听觉更加敏感也更易受损，因此，对耳机使用的要求也更加严格。当耳机声强为 75 分贝时，每周使用时间不应超过 40 小时。当然，每个人的使用情况也要因人而异。有些人听力特别敏感容易受损，那么就应该根据自身情况进一步降低使用音量和减少使用时间。

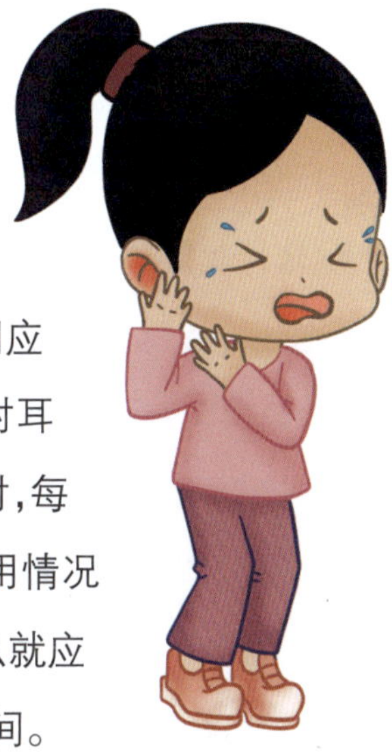

10. 宝宝往耳道塞东西，该怎么处理

在小儿耳鼻喉科急诊中，我们经常会遇到一些小朋友往自己的耳朵里塞各种各样的东西，有种子、玩具，甚至自己掉落的牙齿，总是让人“哭笑不得”。外耳道异物多见于儿童，成人多为挖耳或外伤时遗留。大致可分为三种：①非生物类：沙粒、小玩具等；②植物类：豆类、种子等；③动物类：飞虫、

蟑螂等。

小朋友们可有耳痛、耳部瘙痒、耳道流血等耳部症状。根据塞入异物种类不同，表现也有不同，对于植物类异物，患儿多症状较轻，能配合检查；对于动物类及刺激性异物，患儿多哭闹，较烦躁，不易配合检查。对于异物的处理，应及时取出；而治疗的关键在于根据异物的种类、形态、大小和所在位置的深浅，选择合适的方法取出。比如说，动物类异物，这一类情况夏季最多见，我们家长在发现昆虫类异物后，不可直接盲目夹取，会刺激昆虫骚动，爬向耳道深处引起鼓膜损伤。可先用植物油或滴耳液滴入外耳，使昆虫失去活动能力，再行夹取。而对于一些植物类异物，可用耵聍钩或枪状镊取出，耵聍钩沿外耳道壁与异物的缝隙进入，将异物取出；或者是使用带负压的吸管将其吸出。如何选择夹取方式，对于年龄较大，可配合的患儿，可在门诊上取出；对于哭闹不肯配合的患儿，可考虑在全麻下异物取出，切忌粗暴，避免损伤鼓膜。

对于耳道异物，"预防重于治疗"，作为小儿耳鼻喉科医生，我们提醒各位家长：①教育儿童不要把小东西塞入外耳道；②在为患儿掏取耳屎时，不可粗暴，避免工具遗落耳道内；③发现耳道异物后，禁止耳道进水，及时就医，不可自行盲目处理。

11. 外耳道用药需要注意什么

外耳道常用的滴耳液有：

（1）抗生素滴耳液：氧氟沙星滴耳液、氯霉素滴耳液等，主要用于治疗细菌感染引起的慢性化脓性中耳炎、外耳道炎等。

（2）苯酚甘油滴耳液：主要用于急性中耳炎（鼓膜未穿孔前）、外耳道炎，杀菌、止痛和消肿。注意苯酚具有腐蚀性，鼓膜穿孔后不可用，一般只用3~5天，不宜久用，因久用可使鼓膜增厚，导致听力下降。耳膜充血、疼痛难忍，可用苯酚滴耳液。

（3）3%过氧化氢溶液（双氧水）：能分解释放出氧气，是强氧化剂，具有清洁、抗菌、除臭作用。常用于化脓性中耳炎。

（4）氟康唑滴耳液：抗真菌，用于外耳道真菌感染。

（5）4%碳酸氢钠滴耳液：碱性溶液，用于软化耵聍。

（6）硼酸酒精滴耳液：杀菌止痒，若患者出现外耳道发炎、耳朵痒，可用硼酸酒精滴耳液，能起到较好的止痒效果。

另外，滴耳时还有一些小技巧：

温度过低时，将滴耳液握在手心里温暖几分钟，使其与体温接近，从而避免冰凉的药液刺激内耳引起眩晕。若为混悬液，应在使用前轻轻摇晃约10秒，使药物充分混匀。

侧躺于床上或坐立状态下头部倾斜约45度，将需要滴药的耳朵朝上，用手轻轻向右上方牵拉耳廓，3岁以下婴幼儿则是轻拉耳垂向后下方，使耳道变直。

滴耳时，注意不要将滴管插入耳内，以避免污染药液或刺伤耳道。

耳用制剂一旦开启后的使用期最多不超过4周，如出现浑浊或变色，应立即丢弃。

（尹德佩　高　燕　赵　青　赵兴贺　窦训武）

（二）儿童听力

12. 新生儿听力筛查不通过怎么办

每一个宝宝都是一个家庭的“掌上明珠”，爸爸妈妈们特别关心小朋友的健康成长。在小朋友出生之后，都会常规做一个听力筛查的检查。当新生儿听力筛查不通过时，家长不必过于担心，因为筛查结果可能受到多种因素的影响，不一定代表新生儿存在听力障碍。以下是一些建议的应对措施：

如果新生儿在出生后的初次听力筛查未通过，建议在出生后 42 天左右再次进行复查。如果复查仍未通过，可能是由于外耳道残留羊水、胎性残积物等导致外耳道堵塞，或者宝宝在做筛查时不配合。此时，家长可以在宝宝 3 月龄时再进行一次听力筛查。而且，在进行复查时，要确保宝宝处于安静、配合的状态，并且外耳道清洁无堵塞。

如果多次筛查仍未通过，建议进行诊断性听力检查，如听性脑干反应、耳声发射等，以明确是否存在听力障碍及其程度。必要时还需要进行内耳 CT 或 MRI 检查，以排除中枢神经系统发育异常或病变导致的听力障碍。

在遇到多次检查未通过的情况，我们应该及时至专业的耳鼻喉科门诊检查并处理，早点干预处理。如果听力筛查未通过是由于外耳道堵塞引起的，应及时清除堵塞物并再次进行筛查。如果新生儿存在中耳炎等耳部疾病，应积极治疗原发病，以改善听力状况。对于确诊为听力障碍的新生儿，应根据听力损失的程度和性质，制定相应的听力干预方案。例如，佩戴助听器、进行人工耳蜗植入术等。

在家庭的日常护理和观察中，我们应该保证新生儿充足的营养和睡眠，有助于促进其生长发育和听力恢复。平时，家长应密切观察新生儿对声音的反应，如是否对声音有转头、眨眼等反应。而对于听力障碍的新生儿，应尽早进行语言训练，以促进其语言功能的发育。

总之，新生儿听力筛查不通过时，家长应及时咨询医生并采取相应的措施。通过再次筛查、专业检查与诊断以及针对性治疗等措施，可以及时发现并干预听力障碍问题，确保新生儿的健康成长。

13. 先天性耳聋需要怎么处理

美妙的声音，可以帮助我们了解到更加丰富多彩的世界，感受不同的美好生活。可是我们总是在生活中遇到有先天性耳聋的小朋友，他们听不到声音的“召唤”，也感受不到爸爸妈妈爱的声音，甚至也会影响语言的发育。先天性耳聋最主要的干预目标是获得清晰听功能和开放性语言，融入主流社会，避免因聋致哑导致听力及语言残疾。根据先天性耳聋听力损失程度推荐相对应的干预策略，听力在 30 分贝左右轻度听力损失，可以观察，根据语言发育的情况，再评估是否需要助听器干预，双侧听力在 40 分贝以上的听力损失，且好于 80 分贝，建议助听器验配并听觉言语康复。双侧听力在

80 分贝以上的 6 岁以下儿童，经助听器验配后听觉言语发育不佳的情况下，首先推荐人工耳蜗植入。对于单侧聋的患儿，部分患儿也可以尝试助听器或者人工耳蜗植入康复。

对于婴幼儿的先天性耳聋，一旦发现应尽早进行干预。太小的婴儿可能还不能接受手术，但应尽早地佩戴助听器，以促进其听觉和语言的发育。许多患有听力障碍的小朋友在接受治疗后应定期复查听力情况，以便及时调整治疗方案和评估治疗效果。同样的，家庭的支持和配合对于小朋友们的治疗和康复至关重要。家长应积极参与小朋友的听觉言语训练，并为其提供良好的语言环境。

综上所述，先天性耳聋的处理方法包括早期筛查与诊断、非手术治疗、手术治疗、听觉言语训练以及其他注意事项。我们应根据每一个小朋友自身情况选择合适的治疗方法，并在医生指导下进行规范的治疗和康复。

14. "一针致聋"是什么原因

我们经常会听到一种说法，就是小时候打了一针就听力不好了，那么为什么有的人打针吃药都没事，有的人一打针就聋了呢？那又如何来避免"一针致聋"呢？耳毒性药物的中毒情况主要取决于人体的易感性。据统计，我国药物敏感性突变基因携带者(高危人群)约 400 万人，药物性耳聋患者约为 35 万人。而"一针致聋"的真正原因源于患者本身携带有线粒体基因 *A1555G* 的突变。线粒体基因表现为母系遗传，人类受精卵中的线粒体绝大部分来自母亲的卵母细胞，也就是母亲将线粒体基因遗传给她的儿子和女儿，而且女儿会将其继续传递给下一代。因此药物性耳聋患者的家族是一个以母系遗传为特点的、多人的突变携带群，没有接触耳毒性药物的携带者多为正常，而注射了耳毒性药物的患者则是“一针致聋”，仅仅1克或几克就会发生严重中毒。因此，我们需要早筛查，早发现，早干预。耳聋基因筛查可以及早发现潜在的药物性耳聋患儿，能在第一时间发现和预警携带药物性耳聋敏感基因的个体，通过为携带者及其家人给予明确和针对性的用药指导和提示，避免发生药物性耳聋。那么，哪些药可以导致“一针致聋”？主要是氨基糖苷类抗生素，因此，药物性耳聋基因携带者严禁使用以下药物：庆大霉素、威地霉素、核糖霉素、链霉素、西索米星、新霉素、阿司米星、妥布霉素、奈替米星、小诺霉素、卡那霉素、阿米卡星等氨基糖苷类抗生素。需要特别说明的是，所谓“禁用”并不是绝对的，某些特殊情况下，如严重感染危及生命，细菌培养+药敏检测提示氨基糖苷类药物是唯一敏感抗生素时，为抢救生命，即便用药后会有发生耳聋的风险，还是要以抢救生命为第一要素。

15. 耳聋会遗传吗

准确地说耳聋是可以遗传的，但是并不是所有的耳聋都会遗传。耳聋根据发病原因分为先天性聋和后天性聋，而先天性聋又可以根据病因进一步细分为遗传性聋和非遗传性聋。

遗传性聋是由基因或染色体异常引起的，这种耳聋是可以遗传的。在家族中，如果父母双方都是耳聋基因的携带者，那么他们生育的孩子有可能会出现耳聋。而非遗传性聋则是由一些非遗传因素引起的，比如妊娠期应用耳毒性药物、病毒感染、梅毒、细菌感染等，这种耳聋一般不会遗传给下一代。另一方面，后天性聋则是由后天因素导致的，如感染、外伤或循环障碍等，这些因素引发的耳聋同样不会遗传。

对于有耳聋家族史的家庭来说，耳聋基因的筛查和检测确实是一种有效的预防手段。通过基因检测，我们可以确定孩子是否存在耳聋的风险，从而提前采取措施进行干预和预防。

在我国，*GJB2*、*SLC26A4*、线粒体基因（*A1555G* 和 *C1494T* 突变）是导致遗传性耳聋的三个最为常见的基因。通过对这些基因的筛查和检测，我们可以更准确地诊断遗传性耳聋，并为预防和治疗提供更有针对性的建议。

总的来说，虽然耳聋可能是遗传的，但并非所有的耳聋都会遗传。通过了解耳聋的发病原因和进行必要的筛查和检测，我们可以更好地预防和治疗耳聋，保护我们的听力健康。

16. 听力下降需要助听器吗

儿童听力下降是否需要戴助听器，这要依据听力下降的类型、程度来判断。首先要通过具体的听力检查包括脑干诱发电位、声导抗及耳声发射等来确定患儿是否为感音神经性听力下降及听力损失的程度，一般当听力损失达到中度，并且通过药物、手术等治疗手段不能改善听力，经诊断为不可逆的听力损失时，就需要考虑佩戴助听器。建议及早佩戴，并且对于双耳听力下降患儿建议尽量双耳佩戴，这样效果会更好，也就会达到更好的听力，从而可以促进或者改善语言的发育。儿童只有听到语言的正常声音，才能学会说话。如果耳朵听力差，或者听力下降很明显，导致日常情况下听不清或者听不全，就会影响儿童的语言发育，导致言语发育迟缓或者不会讲话。当然，并不是所有的听力下降患儿都可以通过佩戴助听器来改善听力，对于双耳极重度感觉神经性耳聋，比如先天性耳聋，就需要通过人工耳蜗植入来治疗。助听器对于双耳重度感觉神经性耳聋的儿童，通常没有确切的治疗疗效。此外，对于不同类型助听器的选择和佩戴则需要去专业的听力验配中心选配，切不可盲目选配，以免造成患儿残余听力的损伤。当然，如果患儿在佩戴助听器的过程中出现不适也要及时地去专业机构进行调试或更换，佩戴助听器的儿童一定要保持平稳的心态，家长也需要给予安慰，能够促进身心健康发展。

17. 助听器需要经常更换吗

一般来说，助听器的使用寿命是5~8年。因为孩子跟成人不一样，他们对声音的要求比较高，还有就是每个孩子的情况不同，所以助听器使用的时间也不一样。对于孩子来说，随着年龄的增长，身体的发育，耳道也在变化。如果给孩子配的是耳背机，那么只需要更换软耳模。一般情况下，0~3岁需要3个月更换一次，3~6岁需要8个月更换一次，6岁以后的儿童需要9~12个月更换一次，但是遇到听力损失严重的患儿，需要每半年更换一次。因为孩子处于学习期间，助听器使用效果对孩子非常重要，如果助听器使用时间长了，元器件老化了，声音处理效果可能也会受到一定的影响，这个时候建议可以考虑更换新的助听器。

助听器是属于高度精密的电子产品，日常使用过程中需要注意保养来保证其正常的使用效果和寿命，平时需要注意以下几点：①定期清洁，使用专门的清洁工具清理耳塞或听筒部分，避免直接使用水或清洁剂清洗，以免损坏电子元件；②避免受潮，使用过程中尽量避免接触水或潮湿的地方；③避免碰撞，在使用过程中注意轻拿轻放；④定期更换电池保证其正常使用，一般而言，电池寿命为5~7天，但具体根据助听器的型号和使用频率而定;⑤避免接触化妆品或化学物品,防止助听器的外壳或电子元件受腐蚀。

18. 什么是人工耳蜗

人工耳蜗又称电子耳蜗,一般由拾音器、言语信号处理器、传递-接收刺激器和内部电极组成。这些设备可以替代受损的耳蜗来模拟听觉神经的功能,通过言语信号处理器将声音转换为编码形式的电信号,传递-接收刺激器将言语信号处理器送来的电信号经颞部头皮传输至耳内电极,电极传导电信号刺激耳蜗残存听神经,刺激患者恢复或重建听力。

临床上主要适用人群包括:①先天性感觉神经性耳聋者,在听神经有发育情况下,六岁前进行干预等;②成人年龄段的语后聋患者。对于先天性听神经发育不良等患者,植入人工耳蜗的效果可能不理想,要慎重考虑。接受人工耳蜗植入治疗的小朋友,日常生活中也应避免剧烈活动,防止植入体部位被碰撞,养成时刻保护的意识。人工耳蜗的治疗效果非常显著,对于一些严重耳聋患者通过安装人工耳蜗,可以重获听力。当患者听到周围新的声音时,他们会感到非常兴奋,因为他们能够再次感受到这些声音的美好。然而,有些患者安装人工耳蜗后,需要进行一段时间的训练和适应,以克服患有耳聋的那段时期的听力状况。

人工耳蜗是一种非常昂贵的医疗设备,这意味着需要支付一定的费用。然而,根据患者的需要和患者的能力,政府和一些慈善机构可以提供一些优惠政策来帮助耳聋患者获得人工耳蜗。

19. 听到谈话声但是听不懂是什么疾病

正常的听力不仅听得到，还要听得懂。否则，沟通就不能正常地进行。听得懂就一定是听到了，而听得到却不一定听得懂。这说明后者是一项更高级的神经系统的活动。

听力检测项目中的纯音听力图能够很明确地告诉我们患者的听力损失程度，反映了患者听觉敏感程度（听敏度）的下降，或者说代表的是患者对声音大小感知能力的下降。但纯音听力图并没有告诉我们患者听觉分辨能力的好坏。实际上，任何耳聋都会涉及听敏度和分辨能力两个方面的问题，有些人分辨能力损失多，有些人损失少而已。内耳具有初级的声信号分析能力。内耳受损后，听觉分析能力就会明显下降。但由于我们的听觉分辨能力有足够的余地，用其 70% 就足以保证我们听得懂，不必 100%。因此，不太严重的内耳损伤还不至于使患者完全丧失听觉分辨能力。

听觉中枢具备更重要的声信号分析能力。听觉中枢受损，听觉分辨能力会更差。因此，听不到（或声太小）肯定会听不懂；但即使听到了，由于内耳、听觉中枢分析能力下降，也依旧会听不懂。而且，这个问题很难解决。我们也可以反过来推理：内耳或/及听觉中枢的损伤，是导致听不懂的主要原因。遗憾的是，大多数感觉神经性耳聋患者的内耳、听觉中枢都有损伤，只是程度不同而已。因此，多数感觉神经性耳聋患者会抱怨听得到却听不懂。

听得见声音听不懂言语可能是以下耳部疾病引起：①神经性耳聋：可能因先天因素、药物中毒、老年退化、听神经病等引起，建议口服甲钴胺片、维生素 B_1 片，必要时进行人工耳蜗植入术恢复听力。②鼓膜穿孔：可能因耳部炎症反应、外伤、突然噪声、耳内气压增加等原因引起，可选择鼓室成形术、鼓膜修补术等治疗方法。③中耳炎：患者可能由于过度疲劳、细菌感染等因素诱发中耳炎，可引起局部化脓，一些脓性分泌物堵塞耳道，导致听力下降，从而使患者出现耳朵听得到声音但分辨不出来的症状，可抗生素口服、氧氟沙星滴耳液滴耳进行积极治疗。

（尹德佩　陈培培　高 燕　常文川　窦训武）

（三）耳科疾病

20. 为什么儿童容易发生中耳炎

许多小朋友在受凉感冒的时候，总会说“耳朵疼”，让焦急的爸爸妈妈更加担心，为什么小朋友们总是会有“中耳炎”的发生呢？儿童急性中耳炎多发生于6个月至6岁之间，多见于秋冬季呼吸道感染高发季节，常见致病菌为肺炎链球菌、流感嗜血杆菌和卡他莫拉菌等。且以肺炎链球菌引起的感染最重，并发症最多。主要临床表现为呼吸道感染后期突然剧烈耳痛或者不明原因哭闹、发热或者不发热、倦怠、精神萎靡，鼓膜充血肿胀、积脓或者鼓膜破溃出脓等。儿童咽鼓管较成人短、平、宽，呼吸道感染分泌物及细菌容易侵入中耳，儿童期腺样体增生肥大影响咽鼓管的通气，儿童期反复呼吸道感染鼻塞流涕以及儿童的中耳免疫功能不完善等。以上原因使儿童比成人更容易发生急性中耳炎。而且儿童急性中耳炎大部分恢复期要3个月，在中耳通气功能未完全恢复，中耳黏膜状态未恢复之前，呼吸道感染容易再次引发急性中耳炎。

21. 急性中耳炎患儿有哪些表现

在临床上多以耳痛、耳道流脓，鼓膜充血、穿孔为特点。其中，耳痛多为主要症状，全身及局部症状也表现较重。可有畏寒、发热，可伴有呕吐、腹泻等，耳痛症状剧烈，且持续时间较长。也可以感到耳闷，耳内潮湿，听力下降可伴有耳鸣。年龄较小的婴幼儿则表现搔耳、摇头、哭闹不适等。

在临床工作中，多采用电耳镜及电子耳内镜检查，早期可见鼓膜充血红肿，后可见弥漫性充血、肿胀、膨隆。随着疾病的发生发展，可见鼓膜积脓，婴幼儿的鼓膜较厚、富有弹性，不易发生穿孔。但当炎症剧烈，仍有鼓膜穿孔发生，会出现耳道流脓、渗液等表现。

22. 急性中耳炎发作患儿能乘坐飞机吗

中耳炎的一个非常重要的病因是咽鼓管功能障碍。咽鼓管，连通鼻咽部和鼓室，简单说，就是中耳腔的通气管，我们正常人打哈欠、吞咽、张口时咽鼓管会呈开放状态，气体通过咽鼓管使中耳和外界大气压平衡。在飞机上升或者下降过程中，中耳腔容易负压，引起急性中耳炎，特别是在感冒或者鼻炎发作期间。当发作中耳炎时，间接提示咽鼓管功能异常，此时飞机旅行导致中耳炎急性发作的概率会比较高，一般不建议中耳炎发作时期乘飞机。

如果急性中耳炎患者必须乘坐飞机，建议在医生的指导下进行，并尽可能确保病情得到有效控制。在飞行过程中，可以采取一些措施来减轻不适，如使用鼻子喷雾剂减轻鼻塞症状，通过吞咽口水或嚼口香糖来帮助调节中耳压力。同时，建议携带必要的药物和急救用品以备不时之需。

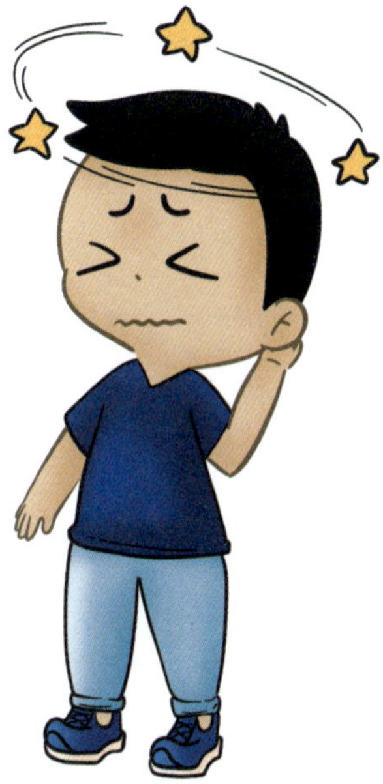

需要注意的是，每个患者的具体情况不同，包括中耳炎的严重程度、个人体质、治疗进展等，是否适合乘坐飞机应根据医生的综合评估和建议来确定。因此，在急性中耳炎发作期间，我们还是应尽量避免乘坐飞机，以免加重病情或造成不良后果。如果必须乘坐飞机，应提前咨询医生并遵循医生的建议。

23. 中耳炎会有并发症吗

儿童中耳炎是一种常见的耳部疾病，主要影响中耳部分，通常由细菌或病毒感染引起。虽然大多数情况下中耳炎可以通过适当的治疗得到有效控制，但如果治疗不及时或治疗不当，可能会引发一系列并发症。

我们首先需要了解中耳炎的基本症状。儿童中耳炎的典型症状包括耳痛、流脓、听力下降以及发热等。当出现这些症状时，应尽快就医，以便得到正确的诊断和治疗。当然，也可能会出现一系列的并发症，其中包括颅内并发症和颅外并发症，颅内并发症包括乙状窦血栓静脉炎、脑膜炎、硬膜外脓肿、硬膜下脓肿、脑脓肿、脑积水等，颅外并发症包括耳后骨膜下脓肿，颈部贝佐尔德脓肿，面神经麻痹、迷路炎、感音性耳聋等。引起这些并发症的病因包括细菌致病力强、机体免疫功能低下、感染破坏骨壁和未闭合骨缝以及血管淋巴管交通扩散。我们在积极治疗中耳炎的同时，仍需警惕颅内外并发症的发生。

总之，中耳炎虽然是一种常见的耳部疾病，但如果不及时治疗或治疗不当，可能引发一系列并发症。因此，我们应关注儿童急性中耳炎的常见症状，及时就医并遵循专业医生的建议进行治疗。同时，保持良好的生活习惯和预防措施，有助于降低中耳炎及其并发症的风险。

24. 如何选择治疗方式及科学预防中耳炎

首先，要积极予以抗感染治疗，及早应用足量抗生素控制感染。若出现鼓膜穿孔后耳道出脓，可取脓培养做细菌学检查及药敏试验，参照结果调整抗生素使用。其次，积极对症处理，予以支持治疗，注意清淡饮食，注意休息，积极根据儿童临床症状变化调整治疗方案。再次，若药物治疗后患儿症状仍无好转，如仍有剧烈耳痛、反复高热等，可采用手术治疗，多采用鼓膜切开置管治疗。

其实，在我们日常生活中，如何科学预防急性中耳炎的发生也很关键，我们可以从以下几个方面，提高儿童的免疫，避免或是减少急性中耳炎的发生。首先：注意气候变化，及时增添衣物，避免上呼吸道感染疾病的发生；适当体育锻炼，增强儿童机体免疫力。其次，注重家庭护理，注意避免耳道进水及反复不洁掏耳，注意耳道卫生；掌握正确的擤鼻方法，不剧烈清洗鼻腔，注意鼻部卫生。再者，当家中宝宝感冒及反复上感时，若出现耳痛，不必惊慌，可先予以抗生素治疗，局部滴耳液治疗，及时就医治疗。

25. 新出生的小宝宝，竟然长得“不一样”

每个家长都希望自己的宝宝有一个“完美无瑕”的外貌！特别是出生的时候，一些家长会发现自己家的宝贝小耳朵长得有点“不一样”！就很担心是不是有“耳廓畸形”的问题！其实，耳廓畸形分为形态畸形和结构畸形。形态畸形属于比较轻度的畸形，耳廓各个结构都存在，但是形态有异常，包括招风耳、精灵耳、杯状耳、耳轮黏连、耳轮下垂，耳甲腔畸形等。在4月龄以内的婴儿，形态畸形可以尝试耳廓无创矫形器治疗。大月龄婴儿，耳廓软骨变硬，不适合无创矫形器，如果外观不满意，一般建议6岁以后手术整形治疗。结构畸形存在耳廓结构的缺失，比较常见的是小耳畸形，不适合耳廓无创矫形器，根据外观畸形的程度，大部分在8岁以后需要行肋软骨耳廓再造。另外，轻微的形态畸形一般不伴有听力的问题，明显的结构畸形如小儿畸形可能会伴有耳道及中耳畸形，需要关注听力情况，需行正规的新生儿听力筛查及诊断。

26. 宝宝耳朵前的小洞是“聪明洞”吗

在耳鼻喉科门诊上，我们经常会遇到一些有同样问题的小朋友们，也经常会有一些宝爸宝妈们带小朋友来咨询耳前的“聪明洞”该如何处理。先天性耳前瘘管是耳鼻喉科常见的先天性疾病，该病是胎儿时期耳廓发育异常所致，是一种染色体异常所致的遗传病。大多数出生时会发现在耳轮前有个小孔，少数可在耳轮上或耳甲腔部。

耳前瘘管可以单独发生而不伴有其他的耳朵畸形。也有少数人同时伴有腭裂，副耳廓、耳廓发育不全，遗传性耳聋等先天性畸形。一般分为单纯型、分泌型和感染型。平时，小朋友没有特殊的表现，偶感到局部刺痒外，有时轻轻压挤小眼周围常有少许微有些臭味的白色分泌物。一般不需要特殊处理。

27. 耳朵前面有个小肉球是什么

有些宝宝生下来耳朵旁边就有一块多余的肉肉，不仅影响美观，有时家长还会担心对宝宝的身体有没有影响。经常听老人讲这是“富贵”福耳的象征，不能动。那么，这坨肉肉究竟是什么呢？会不会对孩子造成什么影响呢？其实，这叫“附耳”，对身体不会造成不良影响，主要是影响美观。附耳又叫耳赘，俗称小耳，是由第一鳃弓发育异常导致。通常在耳屏前方与口角连线上出现大小形态各异的赘生组织，常含有软骨组织。它完全是多余的组织部分，与听力及其他功能无关。

长了附耳该怎么处理？附耳不仅影响美观，还可能被别的小朋友好奇，引起小朋友的心理不适，建议选择手术切除，但因为附耳不影响功能，有些老人认为是富贵的象征，医生会尊重患者的意愿。

最佳的手术时间是什么时候？一般来说，手术没有绝对的年龄限制，多建议上幼儿园之前行手术切除。原则上是越小切除创面恢复越好、瘢痕越小，如果附耳存在软骨或附耳比较大的情况下建议等到一岁左右，能接受全麻手术的情况下进行切除。一般手术比较简单、安全，术前无须特殊处理，术后预防感染，数日伤口即可恢复。

28. 什么是耳道真菌病

有些小朋友经常耳朵痒，或者流黄水，有些还伴有异味，检查耳朵发现里面长了“小蘑菇”，这就是外耳道真菌病即真菌性外耳道炎，是真菌侵入外耳道或外耳道内条件致病性真菌，在适宜条件下繁殖，引起的外耳道炎性病变。常见的致病真菌种类有：酵母菌、念珠菌、曲霉菌等，菌丝颜色可为白色、灰黄色、灰色、褐色等。

真菌性外耳道炎是怎么来的呢？第一，正常人的外耳道处于略偏酸性的环境，游泳、洗头时易导致耳内进水，改变了外耳道 pH，为真菌繁殖提供了适宜的环境；第二，不洁采耳史：反复挖耳易将外界真菌带入耳道内，研究表明采耳是导致真菌性外耳道炎的危险因素；第三，耳道进水史：真菌喜在温暖潮湿的环境中生长，中耳炎流出的脓液及外耳道分泌物堆积易刺激真菌生长；第四，全身性慢性疾病，如糖尿病等，导致身体抵抗力下降；第五，近年来抗生素的不正确使用和滥用，也增加了真菌感染的机会。

真菌性外耳道炎有什么症状呢？①外耳道不适、胀痛或奇痒；②真菌大量繁殖形成团块堵塞外耳道引起阻塞感，刺激外耳道产生分泌物时有潮湿感；③可有听力减退、耳鸣或眩晕；④严重时可导致坏死性外耳道炎。

真菌性外耳道炎如何治疗及预防呢？①及时到医院就诊；②冲洗耳道或耳内镜下清理外耳道，保持外耳道干爽；③耳内镜下外耳道局部涂抹药膏，1~2 周后症状可改善；④症状严重，可在医师指导下应用抗真菌药物。

29. 摔跤或打喷嚏之后耳朵就听不见了是为什么

有些小朋友跑步时不慎摔了一跤，或者感冒打了个喷嚏，突然就听不见了，这是为什么呢？其实这是一种先天性内耳畸形——大前庭导水管综合征，这是一种以渐进性波动性听力下降为主的先天性听力障碍，可同时伴有反复发作的耳鸣或眩晕等一系列症状。通常患有此病的儿童在出生时并没有明显的听力下降，患儿可以顺利通过新生儿听力筛查，因此家长往往不能早期发现此病。但随着生长发育，多数在 2~4 岁，患儿会发生波动性听力下降，同时有可能出现眩晕症状。患儿常常是在感冒和外伤之后出现听力下降，随后听力又会慢慢有所恢复，但反复出现听力下降后，最终会导致听力永久性丧失，表现为重度、极重度感觉神经性耳聋。

大前庭导水管综合征是由常见的耳聋热点基因——*SLC26A4* 基因突变导致的内耳的一种先天性畸形，是引起婴幼儿耳聋的一种较为常见的疾病。它是一种先天性常染色体隐性遗传性疾病。在儿童和青少年期感音神经性听力损失的患者中，先天性大前庭导水管综合征占 1.5%，占先天性内耳畸形的 31.5%，80% 为双耳发病，听力受损则以高频为主，常见纯音听阈测试各频率听力曲线多为下降型，少部分也可能是混合性听力损失。

患儿确诊后，在日常生活中，应尽量避免头部外伤，避免参加剧烈的体育运动，勿使用耳毒性的药物，避免接触噪声等。目前，大前庭导水管综合征临床尚无有效的治疗方法。一般建议有残余听力的患者可佩戴助听器，如果助听器效果不佳或极重度聋可结合情况考虑行人工耳蜗植入。

30. 什么是梅尼埃病

在一些耳鼻喉科的眩晕门诊上，经常会遇到一些反复头晕、伴有耳闷不适的人，经过检查考虑是得了一种叫“梅尼埃综合征”的疾病。其实，这是一种以膜迷路积水为特征的耳源性眩晕疾病，特征性表现是旋转性眩晕反复发作，波动性感觉神经性听力损失，常伴耳鸣和/或耳胀满感。

梅尼埃病的病因迄今尚不明确。研究发现，其原因可能与内淋巴产生和吸收失衡有关。通常认为梅尼埃病的发病有多种因素，例如：劳累、精神紧张及情绪波动、睡眠障碍、天气或季节变化。

梅尼埃病的典型症状：①眩晕：发作性眩晕多呈突发旋转性，患者多神志清醒，无意识丧失，但有少数患者伴有短暂意识丧失，眩晕持续时间不等，多为 20 分钟至 12 小时，通常 2~3 小时即转入间歇期，持续超过 24 小时者较少见。双侧梅尼埃病患者可表现为头晕、不稳感、摇晃感。眩晕常反复发作，复发次数越多，持续越长、间歇越短。②听力下降：患病初期可能感觉不到听力下降，多次发作后感觉明显。一般为单侧，发作期加重，间歇期减轻，呈波动性听力下降。听力丧失的程度随发作次数的增加每况愈下，最终在间歇期也无法恢复至正常或发病前水平。③耳鸣及耳闷胀感：发作期常伴有耳鸣和/或耳闷胀感。耳鸣多出现在眩晕发作之前，初为持续性低音调流水声或吹风声，后转变为高音调蝉鸣声、汽笛声或哨声。耳鸣在眩晕发作时加剧，间歇期可减轻，但常不会消失。发作期耳闷胀感即患侧耳内或头部有沉重、闷胀或压迫感，有时会感到耳周灼痛。

对于梅尼埃病患者来说，调整生活方式，有利于疾病发作的控制。①劳逸结合：建议患者规律作息，避免劳累。②保持心情愉悦：避免不良情绪、精神压力等诱发因素。③合理饮食：减少盐分摄入，避免咖啡因制品、烟草和酒精类制品的摄入，低钠饮食和高水分摄入可以阻止血管升压素的释放。一些严重的梅尼埃患者，因不及时治疗，不仅眩晕得不到控制，听力也会发展至严重下降，所以眩晕耳聋耳鸣患者，建议早期就诊。

31. 什么是耳石症

“耳石症”是一个可能让小朋友及家长都感到困扰的健康问题，因为它的症状有时难以准确描述，且容易被忽视。然而，了解这种病症的特点和自我诊断方法，对于及时发现并治疗它至关重要。

首先，我们要明确“耳石症”在医学上被称为良性阵发性位置性眩晕，是一种外周性前庭疾病。其特点在于，当头位相对于重力方向发生变化时，会诱发反复发作的短暂性眩晕和特征性眼球震颤。此外，患者还可能出现恶心、呕吐、步行不稳、焦虑等症状。

为了帮助患者更好地自我诊断，这里有一个口诀——“转、动、短、床、跳”。具体来说：

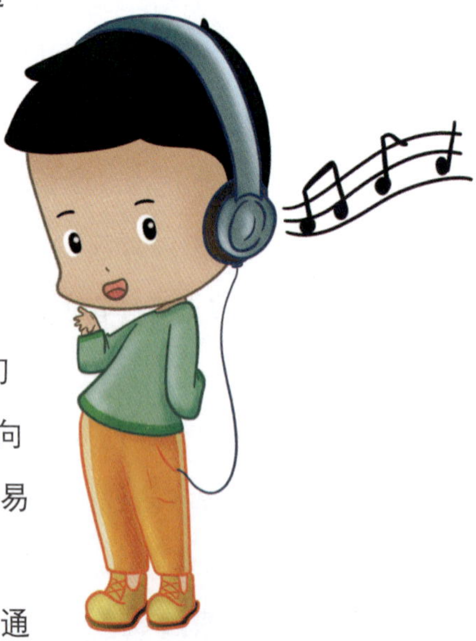

“转”指的是耳石症引起的头晕多数是天旋地转感，有时也会有漂浮感。

“动”强调症状与头位变动的密切关系，特别是当改变头位相对于重力方向时，如转头、低头、抬头、躺下、翻身等，容易诱发症状。

“短”指的是每次眩晕的持续时间通

常较短，多数情况下不超过一分钟。

“床”指的是症状常常在晨起变动体位时发生，与床有关。

“跳”则是指在变动体位诱发头晕时，患者的眼球往往会出现跳动的现象，即眼球震颤。

对于耳石症的治疗，手法复位是一种常见且有效的方法。通过专业的医疗操作，近95%的耳石症患者能够得到康复。此外，保持良好的生活习惯和锻炼平衡功能，也能在一定程度上预防耳石症的发生。

总之，对于小朋友突然出现的“头晕”不适，家长应保持警惕，并考虑是否可能是耳石症在作祟。通过了解自我诊断口诀和及时寻求专业医疗帮助，我们可以更好地应对这一问题，保障孩子的健康成长。

32. 耳前小洞为什么老是红肿发炎

小朋友平时是没有特殊表现。但是，在体质稍差，或是有感染时期，容易导致耳瘘的感染；还有，一些顽皮的小朋友喜欢塞一些细小的物体进去，从而导致瘘管的感染；另外，有一部分瘘管会有一些分泌物，小朋友或是家长不知怎么去处理，挤压处理后，也容易导致感染的发生。当瘘管感染时，局部红肿、化脓，引起局部肿痛；治疗不及时，反复感染可形成局部瘢痕或脓瘘。

如何选择治疗方法，也是困扰很多家长的难点问题！在耳瘘感染早期，应积极予以抗感染治疗，注意感染灶的清洁护理；反复感染后，应及时予以手术切除，术中根据瘘管位置及感染灶的范围，来设计合理的皮瓣，尽量减少切口瘢痕。手术虽然可以根治，但是也有一定的复发率。下面就简单地给大家介绍一下常见瘘管手术治疗方式。

术前耳瘘管位置和感染灶的范围，决定了手术方式及皮瓣的设计。经过精心地皮瓣设计，可以更好提高手术的成功率，获得更好的手术恢复效果，尽量减少术后瘢痕对患儿的心理影响。

可以预防耳瘘管感染吗？其实，在我们日常生活中，还是有很多可以预防的方法如：①饮食上宜清淡，少吃辛辣刺激性的食物；②平时多锻炼身体，增强体质，提高抵抗力，在身体抵抗力差的时候，炎症容易侵犯；③没有感染过的瘘管注意不要用手去挤压，保护局部清洁，防止发生感染；④不要顽皮地塞异物进去，导致发炎；⑤在急性感染时，要通过局部热敷或使用抗生素来控制炎症，如果已形成脓肿，则应进行切开引流。

33. 关于耳廓畸形的那些小事儿

每个家长都希望自己的孩子有一对健康、漂亮的耳朵。可是上帝在亲吻我们的孩子时，有时候总是爱开玩笑，一不小心就“亲”坏了孩子的小耳朵……

耳，是构成容貌的五官之一，先天性耳畸形不仅造成宝贝们的外观上的缺憾，还会对他们的心理健康产生负面影响。从幼儿园开始，耳廓畸形的幼儿就会对自己的身体缺陷产生消极情绪，对外界歧视产生敌意，从而形成异常的行为模式。研究表明：耳畸形对患儿心理影响远大于耳畸形本身。

耳畸形包括先天性和后天性的原因，其中先天性包括：①全耳畸形，如小耳畸形等，可能还伴有外耳道狭窄、闭锁，患侧颌骨发育不良等其他畸形；②耳廓上部畸形，如招风耳、杯状耳、隐耳畸形等；③耳廓下部畸形，如耳垂缺如、耳垂裂等；④其他，包括附耳、耳周瘘管、耳前凹陷等。后天性多是由于外伤、烧伤等原因引起。

由于耳廓畸形的治疗具有很强的专业性，如果您或您的孩子不幸罹患了耳廓畸形，应该前往有诊疗能力的正规医院就诊，切勿相信虚假的网络宣传及路边广告。不同类型的耳廓畸形对应不同的治疗方案。包括保守治疗和手术治疗。一般耳廓畸形目前多采用手术矫正，术后大多取得良好改观。对于小耳畸形，我们主张在患者 6 岁左右行自体肋软骨支架移植，扩张皮瓣的方法耳廓再造术，因为这一时期，孩子们的肋软骨已经充分发育，手术不会造成明显胸廓畸形，此时的肋软骨较软较韧，雕刻的耳朵形态也更自然，同时可以消除孩子们上小学时的心理阴影。而一些其他的耳廓畸形，如招风耳、隐耳、杯状耳，手术时机可以适当提前至 3~5 岁。

保守治疗目前多适用于婴儿，可以对一些相对较轻的耳廓畸形，如招风耳、隐耳、杯状耳等做到早发现早治疗，特别是在新生儿期可以通过不手术的方法给予矫正。及早发现，及早干预，及早治疗，可以最大程度获得治疗的满意程度。这种非手术治疗的理念与方法，需要鼓励专业耳鼻喉科、整形外科医师与新生儿科、产科医师及父母一起努力，尽早发现畸形并在有限的治疗窗内及时矫正，达到良好的效果。

（尹德佩　陈培培　赵 青　赵兴贺　常文川　窦训武）

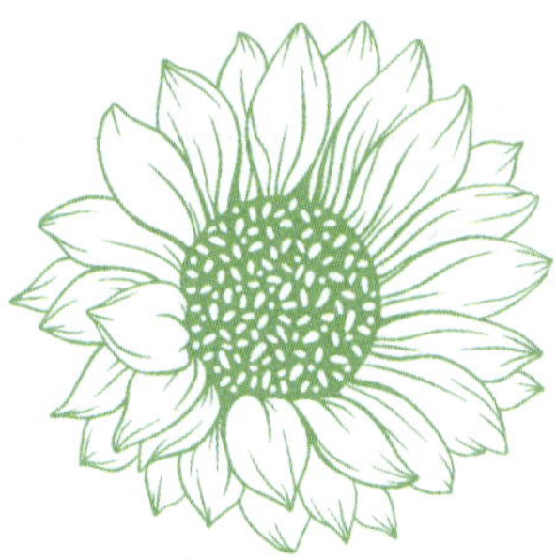

三

鼻科疾病篇

(一) 日常知识

1. 我们的“小鼻子”有哪些作用

小朋友们，我们在日常生活中，总是喜欢摸摸自己的“小鼻子”。那么，今天就来认识一下我们的鼻子，我们可以从鼻子的结构、功能以及保护方法等方面进行详细的阐述。

首先，鼻子由多种组织构成，包括骨骼、软骨、黏膜、黏膜下组织以及鼻前庭等。鼻子周围还有几个副鼻窦（即鼻旁窦），包括额窦、筛窦、蝶窦和上颌窦，这些副鼻窦与鼻腔相连，并有助于空气循环和声音共鸣。

其次，鼻子作为我们人体的重要器官，具有多种功能：鼻子作为呼吸道的一部分，具有过滤、加热和湿润空气的功能。鼻内覆盖的黏膜和纤毛能够捕捉和过滤空气中的微尘、细菌等有害物质，同时将冷空气加热和湿润，减少对呼吸道的刺激。鼻子还具有嗅觉感知的能力，能够感知香味和气味，并将其传递给大脑。鼻腔内覆盖的嗅觉上皮中含有嗅觉受体细胞，这些细胞通过感知化学物质的挥发性分子，使我们能够区分不同的气味和香味。

保护鼻子对于维护我们的身体健康和生活质量至关重要。以下是一些保护鼻子的方法：每天用清水或淡盐水清洗鼻腔，可以清除鼻腔内的污垢和细菌，保持鼻腔清洁。加强体育锻炼可以增强我们自身的免疫力，预防鼻部疾病的发生。例如，按摩鼻梁、捏鼻孔、闻花香等锻炼可以促进鼻腔血液循环，增强鼻腔免疫力。保持室内空气清新，经常开窗通风，减少空气中的细菌和灰尘对鼻腔的刺激。戒烟限酒，避免烟草和酒精对鼻腔黏膜的刺激。合理饮食，多吃富含维生素 C、维生素 E、维生素 A 等营养物质的食物，如新鲜蔬菜、水果、坚果等，以增强身体免疫力。避免接触空气污染、化学物质等有害物质，以减少对鼻子的刺激和损伤。

总之，科学认识鼻子有助于我们更好地保护它并预防相关疾病的发生。通过了解鼻子的结构和功能、掌握保护鼻子的方法以及及时处理鼻子出现的问题，我们可以让鼻子保持健康并发挥其重要作用。

2. 小朋友鼻孔里肉肉有时大有时小怎么回事

这种情况可能有以下原因：

（1）鼻甲肥大：当儿童的鼻黏膜长期受到炎症刺激，从而导致鼻甲黏膜水肿和肥大，就会出现鼻孔里肉肉变大的情况。鼻甲黏膜水肿的程度可能因炎症的刺激程度而有所不同，因此有时大有时小。同时，鼻甲肥大还可能伴有鼻塞、呼吸困难等症状。

（2）鼻息肉：鼻息肉是鼻腔和鼻窦黏膜的慢性疾病，其发病机制和病因尚未明确，可能与细菌、病毒等病原微生物感染以及遗传等因素有关。鼻息肉会导致鼻孔内出现肿物，且大小可能因息肉的生长或消退而有所变化。此外，鼻息肉还可能伴有鼻塞、鼻腔分泌物增多、面部疼痛或肿胀等症状。

（3）鼻腔分泌物的影响：如果小朋友经常用手挖鼻孔，可能会使鼻腔内的分泌物增多。当鼻腔分泌物较多时，可能会使鼻孔内的肉肉看起来更大。

（4）其他因素：除了上述原因外，鼻孔内肉肉的大小变化还可能受到其他因素的影响，如鼻部肿瘤、鼻窦炎等。这些因素可能导致鼻腔结构发生变化，从而引发鼻孔内肉肉的大小变化。

如果小朋友鼻孔内肉肉的大小变化持续存在或伴有其他症状，如鼻塞、流涕、头痛等，建议及时带小朋友去医院就诊，查明原因并进行针对性治疗。医生会根据小朋友的具体情况，进行详细的检查和诊断，并给出相应的治疗建议。

3. 孩子总是耸鼻子怎么办

门诊上经常碰到一些家长带孩子就诊，进门就说：医生我家孩子一直鼻子做怪动作，是不是鼻炎？要是孩子当时没有动作，家长一声令下：你平时鼻子怎么动的？孩子就像上了发条一样不停地耸鼻子，皱鼻子，扭动鼻子，甚至带着嘴巴眼睛一起动。

这个有可能是过敏性鼻炎（即变应性鼻炎）引起的。过敏性鼻炎四大经典症状：鼻塞，鼻痒，喷嚏，鼻涕，还可以伴随眼部症状比如眼痒，结膜肿，流泪等症状。过敏性鼻炎是有炎症基础的，检查时可以看到鼻黏膜苍白水肿，水样分泌物，或者看到鼻前庭结痂干燥，皮肤黏膜破损。

但是如果只有动鼻子这一个问题，其他症状都没有，而且病程这么漫长，就值得商榷了。孩子鼻子干干净净，看不出什么异常，即使这个孩子既往有过敏性鼻炎史，目前无发作也不能说这个问题就是过敏性鼻炎引起的。

有一个疾病叫作抽动障碍，症状千奇百怪，常见的有眨眼、挑眉、耸鼻、嘟嘴、张口、舔唇。还有些合并肢体动作比如甩头、头后仰、耸肩、手指脚趾动等。如果症状特别典型，家长可能直接去神经内科专科就诊了。但是轻度的某些频率不太高的单一动作，比如耸鼻眨眼，家长可能会考虑是不是耳鼻喉科和眼科的疾病。这就需要医生仔细询问病史，认真查体，必要时可以先用相关药物治疗，如果基本排除客观炎症，还是去神经内科专科就诊。

4. 感冒后用力擤鼻涕为什么会耳朵痛

孩子最近感冒了鼻涕多，用力擤鼻涕后突然哭喊耳朵痛，是怎么回事呢？这种情况很有可能是得中耳炎了。

中耳炎是儿童的常见病多发病，冬春季容易发病，与上呼吸道感染有着密切关系。大部分儿童的中耳炎病因都在于咽鼓管功能障碍，咽鼓管是鼻子和耳朵之间的一个通道，一端开口于鼻腔后方鼻咽部，另一开口位于中耳腔，正常情况下咽鼓管开放维持中耳正常压力。但是炎症时局部肿胀，分泌物增多（而且是富含细菌病毒的分泌物），再加上错误的擤鼻涕方式，特别容易诱发中耳炎。

有些人擤鼻涕时往往用两手指捏住两侧鼻翼，用力将鼻涕擤出，这种擤鼻涕的方法不但不能完全擤出鼻涕而且很危险，鼻涕中含有大量的病毒和细菌，如果两侧鼻孔都捏住用力擤，则压力迫使鼻涕向鼻后孔挤出，到达咽鼓管引发中耳炎。因此应提倡正确的擤鼻方法：用手指按住一侧鼻孔，稍用力向外擤出对侧鼻孔的鼻涕，用同法再擤另一侧。如果鼻腔发堵鼻涕不易擤出时，可先用麻黄碱滴鼻液或者羟甲唑啉等减充血剂先收敛鼻腔黏膜，待鼻腔通气后再擤，事半功倍。也可以通过鼻腔冲洗的方法来清洗干净鼻腔，不管是生理性鼻腔喷雾器还是电动洗鼻器或者洗鼻壶，都能提供持续的水流和压力清理干净鼻腔，还能冲洗到鼻窦中鼻道、嗅区等擤鼻涕气流不能到达的“隐秘的角落”,通常起到缓解症状的同时更有助于药物进入到深处起效。

总之,感冒后鼻塞鼻涕时擤鼻涕是应该的,正确的擤鼻涕方式不容易罹患中耳炎,即使已经得了中耳炎,也可以使用正确方法继续清洗鼻腔排出鼻涕。

5. 为什么咳嗽久了呼吸科医生会建议我们去耳鼻喉科检查鼻子

秋冬季孩子感冒后咳嗽老不好,内科医生会推荐过来看看耳鼻喉科,这是很有道理的。儿童咳嗽持续 4 周以上就是慢性咳嗽,原因很多,“上气道咳嗽综合征”在其中占第二位。“上气道咳嗽综合征”是上呼吸道的任何一个部位的疾病,或多部位同时存在的疾病,引起的咳嗽为主的多种症状表现的一组综合征。

“上气道”也就是上呼吸道包含了这些部分:一般指的是鼻(鼻窦)、咽、喉三个部分,声带以上的呼吸道区域都可以称之为上呼吸道。与之对应的就是气管和肺代表的是下呼吸道。气管炎、肺炎一般会咳嗽,上气道发炎也会咳嗽,主要表现为:①鼻涕倒流直接刺激咽和喉部黏膜的咳嗽感受器。这也是最常见的发病机制,既往称为“鼻后滴漏综合征”也是因此得名。②咳嗽敏感性增加。如,变应性鼻炎患者的咳嗽敏感性增加可能是“上气道咳嗽综合征”咳嗽的机制之一。③鼻黏膜在受到外界刺激后,会产生多种炎症因子,如组胺,组胺是重要的炎症介质,可以直接刺激感觉神经元,增加咳嗽敏感性。包括鼻塞明显张口呼吸,也会造成口干咽敏感咳嗽。④过敏性咽炎和慢性扁桃体炎也会造成慢性咳嗽。

上气道的很多疾病都与慢性咳嗽有关。这种情况单纯止咳是没有用的，要寻找原因，找到原因之后，治疗方案就非常明确，并且治疗效果也非常理想。

6. “水泥封鼻”怎么办

新型冠状病毒流行时想必大家都经历过“水泥鼻”“刀片喉”等。“水泥封鼻”是一件非常痛苦的事情。特别是孩子鼻腔狭小，堵塞严重还会严重影响进食和睡眠。那么“水泥封鼻”是咋回事呢?

鼻炎发作时，肿大的鼻甲黏膜会堵塞鼻腔，不仅是鼻甲肥大，鼻腔的整个内壁都附着黏膜组织，全体肿胀，严重还会刺激鼻黏膜分泌大量的分泌物。这些鼻涕会加重鼻塞，同时肿胀的鼻黏膜又会对鼻涕的排除形成阻碍，于是整个鼻腔像被水泥“糊住了”一样，鼻涕出不来，空气进不去。整日只能张口呼吸，口干舌燥，甚至头晕脑胀。

既然“水泥封鼻”跟黏膜肿胀和分泌物淤积有关，那么缓解症状也从这两方面着手：减轻黏膜水肿，促进鼻涕排除。除了口服药物抗炎消肿减少鼻涕之外，首先，可以使用生理海水勤喷清洗鼻腔，也可以使用高渗海水勤喷，处理冲洗作用高渗液体还有抗炎消肿作用；其次，适量使用鼻腔减充血剂，这类药物除了不能长期使用，作用持续时间不长的毛病之外，可以快速地让鼻黏膜血管收缩，减轻黏膜水肿，缓解鼻塞效果是非常不错的(遵医嘱，避免造成药物性鼻

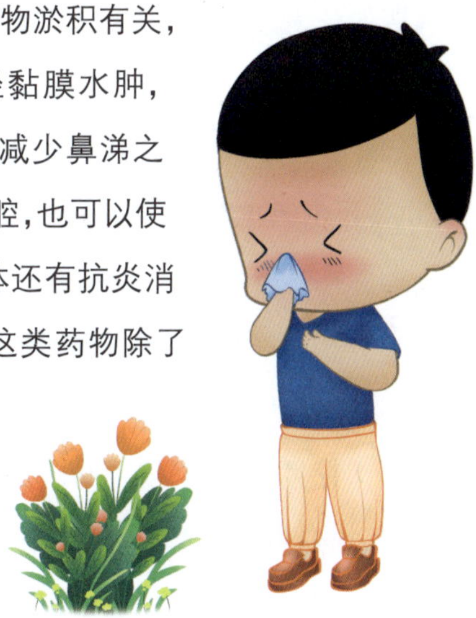

炎);还有,如果鼻子堵得严重,越是用力擤鼻涕或者吸鼻子,越是塞厉害。这是因为用力吸气的持续负压也会加重鼻黏膜肿胀,这种时候,不妨先口呼吸一会,安静地缓慢呼吸,让鼻黏膜的肿消一点点,这一点点空间,睡觉时可能也够经鼻呼吸,睡得安稳一点。

值得注意的是,儿童特别是低龄儿童使用减充血剂建议使用低浓度的,洗鼻子也可以根据小朋友的接受程度,使用水流式,喷雾式或者加洗鼻器吸出鼻涕。只要操作轻柔,孩子配合,各种方法都能清理鼻腔缓解鼻塞,可以获得满意的治疗效果。

7. 经常挖鼻子,是否会导致鼻腔感染或损伤

我们的鼻腔与外界相通,外界的空气通过鼻腔吸入肺部;可以过滤空气中的一部分病毒、细菌、灰尘等,借助鼻腔黏膜表面的纤毛摆动,还能将进入鼻腔的病毒、细菌等排出体外。很多人感觉鼻部瘙痒或有鼻屎时,喜欢用手去挖,尤其是当鼻屎不容易出来时,会更加用力,直到把鼻屎挖出来才肯作罢。还有一些人,挖鼻孔对他们来说早已成为一种习惯,即使鼻腔没有鼻屎,也会不由自主地时不时戳几下。

挖鼻孔的行为看似无害,实则潜藏着很多隐患。首先是容易损伤鼻毛。经常挖鼻孔,会导致鼻毛脱落,或者使鼻毛的毛囊发炎,降低鼻毛对灰尘和细菌的阻挡作用,使鼻腔的防御能力降低,空气中的灰尘和病毒容易趁机入侵。其次挖鼻孔可能造成创伤性鼻出血。鼻黏膜具有丰富的毛细血管,手指频繁、用力地抠挖鼻孔,很容易使鼻黏膜受损,导致出血。尤其在春秋季节,气候相对干燥,鼻黏膜的毛细血管比较脆弱,挖鼻孔更容易导致鼻腔出

血。除此之外，经常挖鼻孔还容易诱发鼻窦炎、中耳炎、咽炎等。更为严重的是，鼻子位于由鼻根部与两侧嘴角连线形成“面部危险三角区”，这个部位的静脉血管没有静脉瓣，而且与大脑内部的血管相通，当“面部危险三角区”出现感染时，容易让病毒、细菌等通过静脉回流波及大脑，造成细菌性脑膜炎等颅内感染，或在静脉形成血栓，影响正常的静脉血液回流，诱发海绵窦血栓性静脉炎，轻则发热、头痛，严重时会诱发休克、意识障碍，出现永久性的神经损伤，甚至死亡。

那我们该怎么正确清理鼻腔的分泌物呢？首先我们需要明确，鼻腔里普通的分泌物本身不需要天天清理，因为鼻毛自身有一定自洁能力。如果确实需要清洗，建议用专门的生理盐水鼻腔冲洗器清洗鼻腔。如果鼻部出现炎症，导致分泌物大量增加，建议尽早去医院就诊。

8. 鼻腔异物掉进去看不见了怎么办

异物塞进鼻子后不见了，首先安慰孩子不要紧张哭闹，然后马上去医院耳鼻喉科检查，确定还在不在鼻腔。第一种就是在鼻腔的深部，简单的检查操作不容易发现，这种情况下就需要使用电子鼻咽镜来检查，如果发现仍然在鼻腔中，就要小心地将其取出来，以免在患儿哭闹时被吸进气管里。第二种就是患儿在家中的时候已经吸进了气管里，这种情况就比较危险了，如果异物比较小，患儿常常会出现呛咳的症状，如果异物较大，患儿可能会出现呼吸困难，甚至是窒息的可能。第三种情况就是异物被患儿吸入口腔，然后进入胃中，这种情况一般家长就不必过分担心，这种异物不能消化的情况下，大多数会随患儿的排便而排出体外。

孩子鼻腔进入异物，通常不会进到气管，但是在极个别情况下，如宝宝用力哭闹，异物可能瞬间进入气管内，导致宝宝出现呛咳、憋气，如果异物较大，还可能会出现口唇青紫等缺氧表现。

孩子鼻腔进入异物不及时取出的话可能造成宝宝呼吸不畅、引发鼻腔出血、出现鼻腔感染、鼻腔发臭有异味等情况。建议日常加强对孩子的监护，将小物件放置到儿童无法接触的地方，还要尽量避免让孩子独自进食花生、黄豆、瓜子等一些颗粒状食物。

9. 孩子鼻部畸形或鼻中隔偏曲，可以手术吗

有一些家长总是觉得小朋友的一侧鼻子是塞的，影响呼吸！这时候，就会带去医院检查，也会“偶然发现”鼻中隔偏曲的问题！鼻中隔偏曲，其实是指鼻中隔向一侧或两侧弯曲，或鼻中隔一侧或两侧局部突起，引起鼻腔、鼻窦生理功能障碍并产生症状（如鼻塞、鼻出血、头痛等）者。儿童如果出现鼻中隔偏曲，一般先建议进行保守治疗，如果自身病情相对较轻，建议等 18 岁成年之后进行手术治疗，但如果病情相对较重，可能需要适当提前时间，大约在 14 岁时进行。

鼻中隔偏曲可能和多种原因有关，如自身发育异常、遗传、鼻子受到外伤等，患病后会导致鼻中隔向其中一侧偏曲，患者会出现鼻塞、头痛、鼻腔出血等症状，如果自身症状轻微，只是出现轻微鼻塞，可以遵医嘱使用麻黄碱滴鼻液、布地奈德鼻喷雾剂等药物治疗，待成年之后鼻腔发育稳定进行手术。

但如果自身的病情相对严重，已经出现严重的鼻塞、流鼻血，使用药物并不能缓解症状，并且已经影响到个人生活和学习，在经过医生评估后，也可稍微提前，在儿童 14 岁左右时进行手术治疗，此时鼻腔发育相对较好，如果想要进行手术治疗，需要进行全麻，之后进行切除术、成形术等。

10. 宝宝流鼻涕的颜色和质地可以告诉我们什么信息

其实，鼻涕对于我们每一个人都不陌生。我们人体每天自己会产生大量的鼻腔分泌物，它可以对我们吸入的空气进行加温、加湿处理，这样我们的呼吸道黏膜才不会过分干燥！一般来说，我们从鼻涕的颜色、黏稠可以了解宝宝的生病的状况。

首先，淡黄鼻涕——注意，快感冒了。

鼻涕如果在宝宝的鼻腔或鼻窦里待了一段时间，就会自然变黄，另外，淡黄鼻涕也是感冒发展过程中一个必经的过程。所以一开始发现这个状况时，家长们不要马上觉得这肯定就是鼻窦炎。但如果连续两周一直是这个颜色的鼻涕，就要警觉起来去医院了。

其次，黄绿色脓鼻涕——严重鼻窦炎。

如果鼻涕是脓水样，一般都表现在感冒后期，不过父母没有必要多担心的，因为这种现象一般都会随着宝宝感冒的痊愈而开始逐渐减轻。

如果宝宝流脓水样的鼻涕超过 10 天，而且是黄色脓水样并伴随明显臭味，这就表明宝宝患了比较严重的鼻窦炎了，那么就一定要带着宝宝及时看医生诊治了。

还有，宝宝鼻涕变浓稠——感冒加重。

宝宝在感冒初期的鼻涕一般都是清水样的，如果你发现宝宝有出现清水样的鼻涕的话，那么就说明你家的宝宝有了感冒的迹象，要多注意给宝宝做好保暖工作，尤其是现在早晚温差大，以免加重病情。

最后，较多黑、灰鼻涕——过滤空气污染物。

看到这个颜色的鼻涕或鼻痂说明宝宝所处的环境受到了污染，空气不干净，但是，这个颜色的鼻涕或鼻痂正说明宝宝的鼻子工作得很好，它挡住了它力所能及的那部分污物，保卫了肺。

11. 关爱鼻腔，你做到了吗

小朋友们，你们知道吗？鼻腔，作为我们呼吸系统的第一道防线，承担着呼吸、杀菌、温暖湿润空气、缓冲气流、过滤空气以及嗅觉等多重功能。它不仅关乎我们的呼吸健康，还直接影响到睡眠质量和整体生活质量。因此，关爱我们的鼻腔健康显得尤为重要。以下将为你们介绍一些关键的鼻腔护理小知识。

第一，我们要时刻保持鼻腔清洁。定期清洁鼻腔是预防鼻腔疾病的基础。在空气污染严重或雾霾天气，可以使用生理盐水或专业的鼻腔冲洗器进行鼻腔冲洗，以清除鼻腔内的污垢、细菌和过敏原。正常情况下，鼻腔的自洁功能在运作，无须频繁冲洗，但在特殊环境下，适当地冲洗有助于恢复鼻腔的自我清洁功能。第二，避免损伤鼻腔黏膜。反复掏挖鼻孔不仅会损伤鼻黏膜，还可能引发鼻出血、鼻腔炎症等问题。当鼻孔有结痂或不适时，建议使用生理性海盐水冲洗或用棉签轻柔清洁。同时，避免拔鼻毛，因为鼻毛是鼻腔的“小卫士”，能够阻挡大颗粒灰尘和异物进入。第三，保持鼻腔湿润。鼻腔湿润对于预防鼻腔干燥和疾病至关重要。在干燥的环境中，如使用空调或暖气时，应特别注意增加室内湿度，如使用加湿器。此外，定期使用生理盐水喷雾或油性物质涂鼻也有助于保持鼻腔湿润。还有，小朋友们的饮食应以清淡为主，注意要少吃零食，多吃蔬菜水果！避免过多摄入辛辣、刺激性食物，保持充足的水分摄入有助于鼻腔保湿。同时，家长要戒烟，避免对鼻腔黏膜刺激。保持室内通风换气，减少在不卫生的环境中逗留的时间，避免吸入二手烟等有害物质。日常生活中，还要坚持适量的运动也能增强身体免疫力，减少鼻腔疾病的发生。对于有鼻腔疾病史或过敏体质的小朋友们，建议定期进行鼻腔检查，及时发现并治疗鼻腔问题。

小朋友们，关爱鼻子，注意鼻腔护理是一项长期而细致的工作，需要从日常生活的点滴做起。通过科学的鼻腔护理，我们可以有效预防鼻腔疾病，守护呼吸健康，享受美好生活。

12. 小朋友总是吸鼻子、清嗓子，是什么原因产生的呢

在我们的日常生活中，总是会遇到一些小问题，比如说，有一些小朋友在不自觉的情况下，会出现反反复复地吸鼻涕、清嗓子，偶有伴随着小朋友的干咳，吞咽等动作，这些小动作在“细心”的家长眼中，感觉特别不舒服，总觉得小朋友的这些“小动作”不雅观，会影响到其他人！可是，当家长在反复“强调”和“劝解”之后，小朋友们却没有任何改变，甚至还会“变本加厉”，这样就更让宝爸宝妈们焦虑万分！其实，各位家长不要着急，这种情况，在儿童青少年时期也比较常见，我们应该从以下几个方面入手，就可以轻松帮助到孩子们了！

首先，可能是呼吸道感染导致的咽部不适。儿童在生长发育的过程中，也是自身免疫系统不断完善的一个过程。特别是在婴幼儿时期，也是儿童呼吸道感染反复发作的时期，小朋友们经常会遇到一些上呼吸道感染的困扰，出现鼻塞、流涕，咳嗽，咽痛不适等症状，一般都要持续 7~10 天，而在上感症状慢慢消失之后，小朋友仍然会伴随着咽部不适的症状，比如说会有喉咙有痰，喉咙干痒、干咳等症状，持续时间也会比较长，这个是比较常见的病因！

其次，就是有关于过敏性体质的原因，常常与过敏性疾病有关系，这是一种多基因调控与环境因素密切相关的变态反应性疾病。通俗点讲就是过敏性体质有遗传性，是天生的，这种体质的人碰到过敏的东西后就会发病，出现一系列症状，常见的有鼻痒、鼻塞、喷嚏、清涕等症状。

再有，也有可能跟儿童抽动障碍有关，特别是长期生活在高强的压力下，或者经常受到惊吓，以及父母的关系紧张、离异，情绪较为激动或者长期过度的喜欢暴力电子游戏等原因都可以引起抽动症。而且，由于青春期的孩子心智发育不成熟，如果家长没有进行正确的引导容易引起孩子出现抽动症等疾病，平时可能会表现出反复清嗓、干咳，咽部不适等症状，而且经过常规治疗方法无效的时候，要特别的警惕，是不是有抽动问题的困扰。

13. 遇到反复清嗓、吸鼻等情况，我们该如何治疗和预防呢

面对如此“棘手”的问题，我们应该正确如何处理和治疗呢？其实，我们也可以从以下几个方面入手：明确病因，药物治疗，健康教育。

首先最根本的是明确病因！找清源头，才能更好地解决问题。比如说，秋冬季是上呼吸道感染高发季节，这个时期的症状源头可能还是跟感染、炎症性问题有关，应该以抗感染、改善咽部炎症为主。而如果是春天花粉季节发作，多是与过敏性疾病有关，平时应该注意避免接触过敏原，不能吃的东西别吃，不能去的地方别去，出门戴好口罩，家里搞搞干净。平时经常洗洗鼻子，把鼻子里的脏东西清理干净。如果怀疑有抽动障碍的问题，也建议各位家长及时到儿童保健科等科室及时检查就诊，积极处理。

明确了相关病因后，按需对症用药，把症状控制良好，缓解了就好了。

症状轻用药少，症状重用药联合全面。早点把症状控制好早点停药。千万不要只担心用药的副作用，不担心疾病的并发症，不肯遵医嘱不肯用药，会出现其他更严重的疾病。

健康教育、科学宣传，提高各位家长对这一类问题的认识和重视，减轻家长们的焦虑。首先，注意饮食调节，清淡饮食，减少零食，特别是“辛辣刺激”的零食；其次，在外出游玩的时候，要注意避免接触过敏原，出门戴好“小口罩”。特别是，花粉季节外出游玩的时候，尤其注意保护鼻咽部；最后，当小朋友们有这一类问题“困扰”时，我们家长朋友们一定不要“粗暴呵斥”，从行为意识来说，这对某些小朋友可能会是一种“行为意识的强化”，我们可以通过转移小朋友们的注意力，让他去做另外一些小事情来缓解。我们也希望通过这些小的方法可以更好地帮助到每一个有此困扰的小朋友。

14. 什么是鼻前庭炎

鼻前庭炎是鼻前庭皮肤的炎症，可分为急性和慢性两种。急性鼻前庭炎表现为鼻前庭处疼痛，检查见鼻前庭内及其与上唇交界处皮肤弥漫性红肿，或有皲裂及浅表糜烂，鼻毛上附有黏脓块。慢性鼻前庭炎表现为鼻前庭发热、干燥、痒以及触痛，检查见鼻前庭鼻毛稀少，局部皮肤增厚，有痂皮形成，清除痂皮后可有小出血创面。鼻前庭炎的常见病因包括鼻腔内分泌物刺激、有害粉尘的刺激、挖鼻或摩擦导致的鼻前庭皮肤损伤继发感染等。此外，鼻炎、鼻窦炎等鼻腔疾病也可能并发鼻前庭炎。鼻前庭炎的治疗主要包括以下几个方面：①局部涂抹药物：可以遵医嘱局部涂抹抗生素软膏、抗炎药膏等，以起到消炎、杀菌的作用。常用的药物包括红霉素软膏、夫西地酸乳膏、新霉素氟轻松乳膏等。②口服药物：可以遵医嘱口服抗生素、抗炎药等药物，以起到消炎、杀菌的作用。常用的药物包括头孢类、青霉素类等。③其他治疗：如局部照射治疗、物理治疗等，也可以起到一定的治疗效果。在治疗过程中，应注意保持鼻腔通畅，避免挖鼻孔、拔鼻毛等不良习惯，同时注意保持鼻腔湿润，可以使用生理盐水进行鼻腔冲洗。在预防方面，应避免有害粉尘的刺激，保持室内空气清新，加强免疫力等。

15. 什么是药物性鼻炎，有哪些药物可引起药物性鼻炎

有的人饱受鼻炎的困扰，有时候需要长时间的用药，特别是鼻腔用药太久的话，就特别担心会不会有一些副作用！对于家长来说，更是担心长期使用药物会不会影响到小朋友的身心健康。今天就简单地和大家分享一下“药物性鼻炎”的科普知识。

药物性鼻炎是不恰当的鼻腔用药长期持续作用以及因治疗其他疾病而出现的药物副作用的结果，也是一种慢性鼻炎。自觉症状主要为双侧持续性鼻塞，可有鼻腔干燥不适。晚期可出现萎缩性鼻炎、鼻息肉、鼻窦炎及中耳炎等并发症。

可能引起药物性鼻炎的药物有：

（1）长期使用滴鼻药：因鼻病长期使用麻黄碱类药物，患者可主诉使用滴鼻剂的效果差，所需药量大，鼻塞更加严重。

（2）雾化吸入药物：因咽喉炎、哮喘长期应用缓解症状的气雾剂，造成鼻肺反射综合征，出现鼻咽堵塞、憋气的表现。

（3）抗高血压药物：长期服用利血平、肼屈嗪、胍乙啶、哌唑嗪类药物，以及治疗高血脂、动脉硬化的药物。患者经治疗后多维持在临界高血压的水

平上，反而头晕、目眩加重，鼻塞不适。

（4）心血管类药物：长期使用普萘洛尔类药物及心血管扩张剂，造成鼻心反射综合征。患者近期出现反跳现象，先是鼻塞胸闷，继而心慌气短，心律不齐。

（5）性激素药物：因性功能减退或某些病变长期应用，出现鼻塞、髋关节疼痛等症状。

（6）减肥药物：特别是含有激素的减肥茶。

（7）抗抑郁药物：如神经衰弱长期服用镇静安眠类药等，患者反而显现鼻塞不适，急躁易怒。

（8）长期应用阿司匹林及止痛药等也可引发本病。

对于药物性鼻炎的治疗，首先需要停用相关药物。在此基础上，可以采用以下治疗方法：局部使用糖皮质激素、口服抗组胺药、使用抗胆碱能药物，如果鼻塞严重且药物治疗效果不佳，可以考虑手术治疗，如鼻甲部分切除术等。

16. 孩子鼻骨骨折了怎么办

当孩子发生鼻骨骨折时，首先需要判断骨折的类型和程度。如果骨折没有明显的移位或者只是线性骨折，可以考虑保守治疗，如局部冷敷、热敷、药物等。但是如果骨折有明显的移位或者涉及鼻中隔等结构，就需要进行手术治疗。如果孩子需要进行手术复位，应该在骨折后 14 天内进行，以免骨折部位愈合难以复位。对于鼻骨骨折是否可以自行愈合，需要根据骨折的类型和程度来判断。如果骨折没有明显的移位或者只是线性骨折，一般可以自行愈合。但是如果骨折有明显的移位或者涉及鼻中隔等结构，一般需要手术治疗。

在鼻骨骨折的恢复过程中，需要注意以下几点：保持局部清洁卫生，避免感染。避免用力擤鼻、挖鼻、按压鼻梁等动作，以免影响骨折愈合。注意饮食调理，避免食用刺激性食物和饮品，以免影响伤口愈合。在恢复期间，应该避免剧烈运动和接触硬物等可能导致鼻部受伤的动作。

总之，如果孩子发生鼻骨骨折，家长需要及时带孩子前往医院就诊，由医生根据具体情况制定合适的治疗方案。在恢复过程中，家长需要积极配合医生的治疗建议，帮助孩子尽快恢复鼻部健康。

（于斐宜　朱慧娥　沈　琴　贾广彪　赵　青　赵兴贺　高　燕　窦训武）

（二）过敏性鼻炎

17. 宝宝为什么老是流鼻涕、打喷嚏

在我们耳鼻喉科门诊上，经常会遇到这样的问题："宝宝为什么老是流鼻涕、打喷嚏啊"，特别是在春天鲜花盛开的季节，或者是秋天桂花盛开的时节，这些小烦恼却困扰了很多小朋友和家长们。

其实，这些表现都是过敏性鼻炎（即变应性鼻炎）的表现，它主要表现为鼻塞、流涕、鼻痒、喷嚏等症状，且常伴眼痒、发红或流泪等症状。其中，鼻塞临床表现为鼻气道阻力增加及鼻腔气流量减少，是过敏性鼻炎的主要症状之一。目前，过敏性鼻炎已成为全球性健康问题，在全球范围内影响着 10%~40% 的人口，其中 6~7 岁学龄儿童过敏性鼻炎的患病率为 8.5%，13~14 岁青少年为 14.6%。近年来过敏性鼻炎患病率显著增加，其中儿童过敏性鼻炎患病率高达 15.79%，成人患病率由 2005 年的 11.1% 上升至 2011 年的 17.6%。而 2005 年 6 月 28 日，世界变态反应组织发起全球倡议，将每年的 7 月 8 日作为世界过敏性疾病日。所以，小朋友们，当我们出现鼻塞、鼻痒、打喷嚏、流清水鼻涕和鼻痒及眼睛痒这些症状中的任何一两个，我们就要"当心"了，可能过敏性鼻炎已经来喽！

18. 孩子普通感冒和过敏性鼻炎有什么区别

普通感冒是病毒感染引起的急性上呼吸道感染，好发生于秋冬季。这种感冒一般不重，大多数情况下无发热，常表现出流鼻涕、鼻塞等症状，一般对症治疗自己一周左右就痊愈了。也有些体质不好或者治疗不当的会继发细菌感染，变成鼻窦炎，出现鼻塞严重、脓鼻涕、咳嗽、头疼等症状。

过敏性鼻炎是有过敏性体质的人接触了过敏原之后出现的非感染性疾病，主要症状是阵发性的流鼻涕、鼻塞、打喷嚏、鼻部发痒；咳嗽；还可导致眼、耳和腭部瘙痒。鼻涕以清水鼻涕为主，鼻子发痒症状特别明显，还会经常出现吸鼻子、皱鼻子、揉鼻子的表现。

这两者均为儿童常见病多发病，有着相似的鼻部症状如鼻塞、鼻涕、喷嚏等。但是感冒多由病毒感染所致，强调感染。有时会合并发热，咽痛，头疼全身酸痛等表现。病情没有控制很快会合并细菌感染，出现脓涕，咳脓痰等。而过敏性鼻炎是过敏原刺激所致，很少有感染表现。两者原因不同，治疗方式及结果也有所区别。经常有些过敏性体质的孩子合并感冒，症状糅合在一起，家长难以从症状上区分，建议找医生检查确认。

19. 什么是过敏性鼻炎

过敏性鼻炎（即变应性鼻炎）的定义是特应性个体暴露于过敏原（变应原）后主要由免疫球蛋白 E 介导的鼻黏膜非感染性慢性炎性疾病。是一种多基因调控与环境因素密切相关的变态反应性疾病。通俗点讲就是过敏性体质有遗传性，是天生的，这种体质的人碰到过敏的东西后就会发病，出现一系列症状，常见的有鼻痒、鼻塞、喷嚏、清水涕等症状。

鼻子发痒是过敏特有的表现，是组胺引起的，特别痒，像皮肤荨麻疹一样，都是过敏导致的痒。孩子出现鼻子发痒后经常揉鼻子，能把鼻子上揉出一条明显的褶皱，揉眼睛及嘴唇造成眼睑及上唇周围的皮肤破损褶皱等。

鼻塞是鼻黏膜充血、水肿堵塞导致的，另外鼻涕流得太多也会导致鼻塞。鼻塞会导致孩子不舒服，严重时，会导致孩子张着口呼吸，晚上睡觉不安稳，还会打鼾。

喷嚏一般是阵发性的，接触过敏原时出现，很少会持续存在。鼻涕多为清水鼻涕，哗哗的止不住，这是过敏性鼻炎鼻涕的一个显著特点，和感染时的黄绿鼻涕不同。流鼻涕是因为过敏导致的黏液分泌增多，鼻涕不仅向鼻腔前部流，还向后面咽喉部流导致咳嗽。

还有一些其他常见症状比如鼻出血，眼睛红、痒，咳嗽、鼻塞导致的喂养困难，打呼噜，影响孩子生长发育和学习。

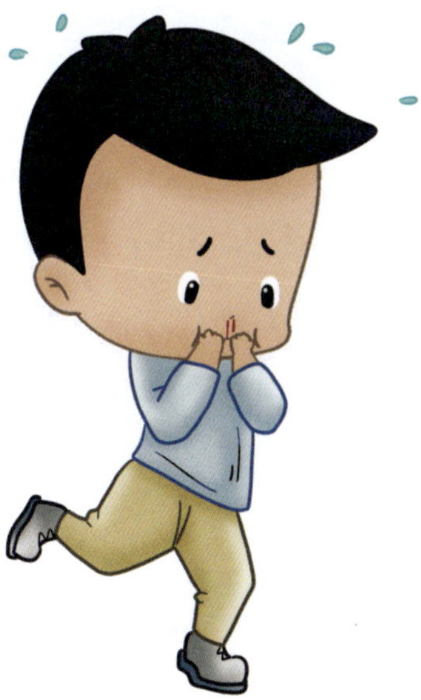

20. 怎么确定过敏性鼻炎

过敏性鼻炎一般根据孩子的症状和体征就能诊断，比较有特征性。一是具有鼻塞、鼻涕、鼻喷嚏这几个经典症状里面的两个及以上，二是查体看到鼻甲黏膜苍白水肿，大量清水样鼻涕的体征，基本就能诊断。还可以问问孩子的既往史比如有没有过湿疹、荨麻疹、哮喘等既往病史，家族史就是家里直系亲属有没有相关过敏病史。这些条件具备，高度考虑过敏性鼻炎诊断，暂时不做检查的话可以用药治疗起来。

一般而言，通过孩子病史，可以估计出过敏原，如果避开可疑过敏原后，孩子症状好转，那么就可以认为是这种物品过敏，就不用进行过敏原检测了。但如果过敏原不好找，或者疾病反复发作多的时候，需要进行过敏原检查，明确一下原因，从而避开过敏原。

目前比较靠谱的过敏原检测有皮肤点刺试验和抽血查 IgE 抗体。

皮肤点刺试验：操作方便，具有高敏感性和较高特异性，意思就是容易抓到过敏原而且准确度较高，但由于受年龄和配合度的限制，3 岁以下儿童一般不配合，临床应用具有一定局限性。而且皮肤点刺试验结果受某些药物影响，在检测前需停用相关口服及外用药物一周以上。

血清 IgE 检测：血液检测具有高特异性和较高敏感性，适用于任何年龄，且不受皮肤条件限制，不受药物影响，随时可以查。

21. 过敏性鼻炎是怎么引起的

过敏性鼻炎的发病和以下因素有关：①遗传因素；②环境因素；③接触过敏原。首先过敏性鼻炎是一种具有多基因遗传倾向的疾病。环境等因素会使患者对过敏原的易感性增加。当机体第一次接触过敏原后出现致敏状态，随后再接触过敏原就会引起超敏状态，也就是会出现症状。其中，气传花粉、真菌是室外常见的吸入性变应原，屋尘螨、粉尘螨和霉菌是室内常见的变应原。

当诊断为过敏性鼻炎后，如何正确治疗，也成为很多家长们的“烦心事”。虽然目前还不能完全治愈过敏性鼻炎，但标准化综合治疗能够有效控制小朋友们的临床症状，并显著提高小朋友们的生活质量。我们可以从以下四个方面入手：①避免接触过敏原，明确过敏原检查，避免接触。②药物治疗：合理使用抗组胺药和糖皮质激素，首选鼻腔局部用药。③免疫治疗：变应原特异性免疫治疗，治疗由尘螨导致的过敏性鼻炎。④外科手术治疗：经药物治疗无效，或是有合并鼻息肉，慢性鼻炎-鼻窦炎等患儿，可考虑手术治疗。

22. 常见的过敏原有哪些

前面说到做了过敏原检查，怎么看结果呢？如果检查出了阳性，那么就避开这种物品吧。如果没有检测出来，第一是过敏物不在检查范围；第二是过敏局限在鼻腔部分，没有到达全身范围，所以测不出来；第三是孩子虽然症状和过敏性鼻炎相似，但实际上不是过敏性鼻炎，而是对冷空气等比较敏感而已。

过敏原根据分类,常常分为食入性过敏原和吸入性过敏原。食物比较好避免。吸入性过敏原还分为室外的季节性过敏原比如:蒿草、梧桐、花粉等,这种过敏原季节性和地域性较强,比较好避免,一般这种季节外出做好防护就能避免。一些室内常年性过敏原比如:尘螨、霉菌、蟑螂、猫毛、狗毛等,就要长期抗战,做好床铺除螨,家具除霉菌,去除动物毛屑工作。

关于除螨,单纯依靠暴晒、紫外线、高温杀灭等方法不能彻底去除,即使螨虫死了,碎片还会导致过敏,所以,一定要清除干净,怎么办呢?使用除螨仪器或者强力吸尘器,经常吸吸,能把螨虫都吸走。对于霉菌的话,注意室内湿度保持在60%以下,特别是厨房卫生间的干燥。如果孩子对动物毛屑过敏的话,更是要注意避免接触,以免引起过敏性疾病的发生,最好不要在家中饲养宠物。

23. 过敏性鼻炎怎么治疗,能根除吗

过敏性鼻炎的治疗,总体原则是:环境控制,药物治疗,免疫治疗,健康教育四位一体。

分开来说,首先最根本的是环境控制,预防为主。避免接触过敏原,不能吃的东西别吃,不能去的地方别去,出门戴好口罩,家里搞搞干净。平时经常洗洗鼻子,把鼻子里的脏东西清理干净。

要是鼻炎发作有症状了,按需对症用药,把症状控制良好,缓解了就好了。症状轻用药少,症状重用药联合全面。早点把症状控制好早点停药。千万不要只担心用药的副作用,不担心疾病的并发症,不肯遵医嘱不肯用药,会出现其他更严重的疾病的。

要是反复发作多,还可以进行免疫治疗,这个就像打预防针一样,是为

了让身体产生抗体，提高对过敏原（主要是尘螨）的免疫力，从而少发病甚至不发病。

健康教育主要的是大家要对过敏性疾病有正确的认识，这个疾病属于基因调控决定的，目前的治疗手段不能根治，只能控制。我们的目标是改善症状，提高生活质量，避免疾病加重出现并发症。这就是个多发病、常见病、慢性病，就像高血压一样，控制良好就正常了。

还有一招是手术，可以缓解鼻塞和减轻鼻炎的高反应性，但是儿童慎用。

24. 治疗鼻炎要认真洗鼻子吗

冲洗鼻腔可以将鼻腔内的过敏原、病菌、分泌物等脏东西冲洗干净，减轻鼻腔黏膜水肿，有效地缓解鼻炎、感冒时带来的鼻塞、鼻屎多、流鼻涕的症状。虽不能根治，但洗鼻子能帮鼻腔恢复自身的功能。洗鼻子当然也不能代替用药，如果症状很轻微，通过洗鼻子就能得到缓解，可以不使用药物，不然洗鼻子和药物一般配合使用。

市场上洗鼻子的东西这么多，有鼻腔护理器，手动洗鼻壶，电动洗鼻器等，怎么选择呢？一般来讲，根据孩子的病情，年龄，配合程度来灵活选择。

如果你是一个严重的鼻窦炎患者，脓鼻涕又多又稠，一般的鼻腔护理器喷喷根本洗不出来，你可以选择手动洗鼻壶，水量大，冲洗得也干净，效果立竿见影。但是要注意操作压力，不要冲击力太大造成中耳炎。如果鼻子黏膜水肿明显，鼻涕流不太出来，你可以选择电动洗鼻器持续作用，还可以往里面加高渗盐水消肿，或者加入激素或者黏液促排剂。如果炎症不重或者日常护理，建议使用鼻腔护理器，携带方便，操作简单。这里提醒一下，不建议使用自来水冲洗鼻腔，因为自来水未经过滤和除菌，含有大量的杂质，如果有病原体通过鼻黏膜，还会加重炎症反应。自制盐水也不推荐，浓度和无菌原则都不太好把握，建议直接购买专业的洗鼻盐或者洗鼻液比较安全。

25. 是不是鼻炎不能喷激素

在治疗过敏性鼻炎、鼻窦炎的时候鼻腔局部喷糖皮质激素是一线的首选治疗药物，他们有明显的抗炎、减轻水肿的作用，可促使病变的鼻黏膜功能恢复，但是经常有家长担心其副作用，更有不少家长“谈激素色变”，担心宝宝喷久了副作用大，不愿意应用或者一旦症状好转就自行停药，其实，这是一个很大的误区，平时大家所认知的激素多指全身应用的糖皮质激素（静脉注射、肌内注射或者口服），如果长期应用其产生的副作用确实是不可低估的，而鼻腔使用的激素是局部用药，其使用的剂量相对全身用药来说是非常少的，有研究数据显示在使用推荐剂量的鼻用激素（连续应用一年）对儿童生长没有明显影响，所以说鼻用激素安全性是非常高的，相反，因为鼻塞症状的改善，睡眠质量的提高，对患儿的生长发育有正面作用。

当然，并不是说鼻用激素没有任何副作用，有少数宝宝长期应用可能会出现鼻腔干燥或者鼻出血等一些不良反应，可以同时使用一些海盐水清洗鼻腔或者薄荷脑滴鼻液湿润鼻腔，来减轻鼻腔的一些不适症状。

26. 鼻子用药是喷的好还是滴的好

鼻炎的治疗，鼻子外用药是非常重要的一环。就像眼睛发炎大家都知道要滴眼药水一样，鼻子发炎当然要局部用药。

谈到鼻炎用药，有喷剂，滴剂，还有涂鼻子的，哪种好呢？抛开药物成分和作用，我们先来谈谈使用方式。鼻腔结构比较复杂，并不是一个通道到底，它有上中下三条鼻道，还有嗅区和各组鼻窦，鼻前庭等结构。我们日常使用鼻喷剂最多，因为操作简便，喷雾深度还可以，药物定量好，适合长期治疗。但是鼻子肿胀严重时药物是喷不进去的，下鼻甲两个大肿块一堵住，呼吸气体都进不去。这种时候我们可以选择滴鼻子，摆好姿势仰卧垂头位，让鼻子处于最低点，往里滴药水，水剂在重力作用下会缓慢下渗，保持姿势几分钟，药水能达到鼻腔深处。这种操作较麻烦，而且量不太容易控制，病情严重时临时使用一阶段比较适合。像鼻子出血，干燥，鼻痒明显，鼻前庭处结痂破损等情况，那选择涂鼻子软膏较好，容易涂均匀，局部缓解作用强，能持续发挥药效。

所有鼻子的外用药都是为了更好地发挥作用，缓解症状。可以单独使用，也可以搭配使用。比如鼻涕多先清理鼻腔，鼻黏膜肿胀明显，可以先选择减充血剂缓解肿胀，然后鼻喷激素抗炎。鼻孔口上擦破出血再涂点软膏保护一下，一套流程下来效果显著，患者体感也比较舒适。

27. 滴鼻剂与喷鼻剂的使用方法

针对鼻炎及鼻窦炎的治疗，其实，在临床上经常会使用到鼻腔的滴鼻剂和喷鼻剂等药物，这两种药物对于一些“新手”爸妈来说，确实会有点小“困扰”！该如何正确使用这两类药物呢？正确的滴鼻剂的使用方法，共有四个步骤：清、仰、滴、动。①擤出鼻涕：先右手食指压住右侧鼻翼，左手拿纸巾盛装左侧擤出的鼻涕。同样方法处理另外一只鼻子鼻涕。这样清理干净鼻腔有利于药物吸收；②头部充分后仰或侧头：躺在床上肩膀与床沿平齐，头部自然后仰下垂，头部充分后仰可以减少滴鼻液流入喉咙而产生不适，侧头位可使滴鼻液流入上颌窦口；③遵医嘱向患侧鼻孔滴入滴鼻液；④转动头部，让药物充分分布鼻腔组织：滴入后，先平躺 30 秒，然后头部左转保持 30 秒，右转保持 30 秒，坐起后再低头 30 秒，可保证让药物充分分布鼻腔组织，更有效果。

其次，正确的喷鼻剂的使用方法。共有四个步骤：清、摇、喷、洗。①擤出鼻涕：跟滴鼻剂使用第一步一样，让鼻腔保持干净，有利于药物吸收；②药品需充分摇匀；③将喷嘴放入一侧鼻孔，注意：喷嘴对准该眼内角，喷药时用鼻轻吸气 2~3 次；④记得用凉开水冲洗喷嘴。

注意事项：①鼻用减充血剂（比如盐酸羟甲唑啉喷雾剂，含麻黄碱成分如呋麻滴鼻液）原则上连用不超过 7 天，以免造成药物性鼻炎；②如滴鼻液流入口腔，可将其吐出，并漱口；③几种鼻用药同时使用，间隔不少于 3 分钟。

28. 鼻炎严重，鼻子闻不到味道了怎么办

有时候，我们认识事物的途径有很多，比如说用眼观察，用耳倾听，还可以通过气味来感受。可是，总有些人感到自己“嗅觉不灵敏”，老是闻不到味道！其实，鼻炎有可能引起嗅觉减退，但是嗅觉减退不一定都是鼻炎引起的。咱们先来说一下嗅觉的通路：空气中含有气味的微粒随着呼吸进入鼻腔后，到达嗅觉区黏膜，被嗅觉区黏膜所感知，经过嗅神经的传导引起大脑对嗅觉的感知，由此产生嗅觉。那么三个关键点是：鼻腔、嗅觉区黏膜、大脑神经。这三个点有问题都会嗅觉减退甚至失灵。

鼻炎患者鼻腔分泌物增多，鼻腔黏膜容易水肿，气流不容易进入鼻腔嗅区，患者会感觉有嗅觉减退；当鼻腔有占位性的病变，比如说有鼻息肉，鼻窦囊肿，鼻咽癌等，也会使气流难以到达鼻腔嗅区，从而导致嗅觉功能的减退；长期炎症的刺激或者药物影响（比如药物性鼻炎），损伤到嗅觉神经的时候，患者也会有嗅觉减退；还有中枢性问题，比如脑卒中，外伤等，也会造成嗅觉减退甚至丧失，一般病情都非常严重，当然儿童罕见。

我们遇到嗅觉减退问题，要具体问题具体分析。感冒或者过敏性鼻炎发作，患者自觉鼻塞明显，一堆鼻涕擤也擤不干净，造成的嗅觉损失理所当然。炎症控制，鼻子通气没有鼻涕了嗅觉自然也恢复了。如果一点鼻涕也没有，自觉鼻子通气也行，就要内镜或者拍片检查嗅区有没有长东西。如果没有嗅区占位，就要考虑是不是神经出问题了，分析病史有没有长期不当用药等。如果外周找不到原因，就可能需要从中枢去寻找原因了。

所以鼻炎发作，堵得严重鼻涕多，闻不到味道，吃饭也不香，那就好好治疗。治疗请遵医嘱，不能自行乱用药，比如长期使用减充血剂，当时通气虽然改善了，但是会得药物性鼻炎，那就很难治了。

29. 孩子长期鼻炎是否会影响他们的日常生活和学习表现

孩子长期鼻炎及鼻窦炎可能会影响嗅觉、影响生活和学习、导致中耳炎，以及影响生长发育等。

（1）影响嗅觉：鼻子是人体的嗅觉器官，如果孩子长期存在鼻炎的情况，可因鼻黏膜水肿、黏液腺功能活跃等，出现鼻塞、分泌物增多的症状，进而导致嗅觉减退、说话有鼻音、鼻后滴漏、头痛等症状。

（2）影响生活和学习：孩子患有鼻炎时会出现鼻塞、流涕、鼻痒、打喷嚏、头痛、头晕、失眠等不适症状，鼻涕流入消化道还可能会刺激胃黏膜，引起食欲下降、恶心、呕吐等症状。长此以往就可能会导致孩子睡眠不佳、食欲缺乏、烦躁易怒、记忆力下降等，从而影响生活和学习。

（3）影响生长发育：孩子处于生长发育的阶段，如果长时间因鼻炎而出现鼻塞、流涕的情况，可能会导致呼吸不畅、身体缺氧，进而影响正常的生长发育。孩子夜间呼吸困难还可能会造成张口呼吸，从而引起腺样体面容，如牙齿外凸等。

（4）导致中耳炎：长期鼻炎的孩子可能会由于肿胀的鼻黏膜压迫咽鼓管咽口，或咽鼓管黏膜长期受炎症影响而出现水肿，造成咽鼓管阻塞、中耳腔积液而形成中耳炎，使孩子出现耳内疼痛、耳鸣、听力下降等症状。

（5）还可能会造成气管、支气管炎、肺炎等不良影响。

以上情况，希望各位家长能够引起足够的重视，积极配合医生治疗，给孩子一个健康通畅的鼻子，健康快乐地茁壮成长。

30. 在日常生活中，我们该如何科学预防鼻炎

在日常生活中，鼻炎的发作，经常困扰小朋友们的生活和学习。我们平时也要做到以下几点，来“科学预防”过敏性鼻炎的发生，以下是一些给各位家长的小建议：

（1）保持鼻腔清洁：经常清洁鼻腔，可以用生理盐水进行冲洗，以清除鼻腔内的细菌和病毒，并防止其进一步感染。同时，要注意勤洗手，避免揉鼻子，防止病菌等通过手传播到鼻腔。

（2）保持室内空气湿润：干燥的环境容易使鼻腔黏膜干燥，增加鼻炎的发生风险。因此，可以在室内放置加湿器，保持环境湿润，给鼻腔黏膜提供适宜的湿度。此外，每天喝足够的水也有助于预防鼻炎。

（3）合理饮食：要注意饮食均衡，摄入足够的维生素和矿物质，以增强身体免疫力。维生素 C 和维生素 A 有助于修复和保护鼻腔黏膜，因此可以多吃柑橘类水果、胡萝卜、菠菜等。同时，尽量避免食用辛辣食物和过多刺激性食物，以免加重鼻腔黏膜的刺激。

（4）预防过敏：很多鼻炎是由过敏原引起的，如花粉、灰尘、宠物毛发等。因此，要尽量减少接触这些过敏原的机会，例如在外出时佩戴口罩，定期清洁家居环境等。

（5）适当运动：适当的运动可以提高身体免疫力，对于预防鼻炎有一定的帮助作用。可以选择适合自己的运动项目进行锻炼，如慢跑、游泳等。但要注意避免洗冷水澡、淋雨、在冷天游泳等可能加重鼻腔刺激的行为。

（6）增强小朋友们身体素质：日常生活中要注意劳逸结合，避免过度劳累和精神过度紧张。保持充足的睡眠，保持良好的心态，都有助于增强身体抵抗力，预防鼻炎的发生。

综上所述，科学预防鼻炎需要从多个方面入手，包括保持鼻腔清洁、保持室内空气湿润、合理饮食、预防过敏、适当运动以及增强体质等。通过这些措施的实施，我们可以有效降低鼻炎的发生风险，维护鼻腔健康。

（于斐宜　朱慧娥　贾广彪　赵　青　赵兴贺　高　燕　窦训武）

（三）鼻窦炎

31. 什么是鼻窦炎

鼻窦炎顾名思义就是鼻窦的炎症，每个人都有鼻窦，都有可能发炎。鼻窦是我们人体的正常解剖结构，是鼻子旁边的一个个窦腔，分为四组八个，和鼻腔的关系有点像一条走廊和旁边的很多房间。如果说普通感冒是走廊发炎了，那鼻窦炎就是旁边的房间也发炎了，范围更广，位置更深，治疗更难一点而已。所以你可以理解为鼻窦炎是感冒的升级版。

一般来讲，有以下这些症状，你可以考虑鼻窦炎：在急性上呼吸道感染（如感冒）后，出现鼻塞、鼻涕、鼻音重、鼻涕倒流、咳嗽等症状，且症状持续时间超过 10 天还没有明显缓解；流出的脓涕，以黏稠的白色、黄色或绿色鼻涕为主；或者不流鼻涕，经常回吸鼻子，或者咽喉痰音、清嗓子等症状。

以上这些症状出现，提示孩子可能得鼻窦炎了，请找耳鼻喉科医生检查明确诊断，一般医生会先看看鼻子：查看鼻腔是否有脓涕淤积；再看喉咙：检查咽部是否有脓涕倒流（但不一定每个鼻窦炎孩子都有）；然后听听肺：听诊肺部有无异常（排除下呼吸道疾病引致的咳嗽）。根据孩子的这些症状和查体，即使不拍片不做内镜检查基本也能诊断鼻窦炎，可以开药回家好好治疗了。

32. 孩子头痛厉害，是鼻窦炎引起的吗

孩子经常说头疼，内科医生经常会建议至耳鼻喉科就诊，特别是已经拍了鼻窦 CT 报告提示有副鼻窦炎的时候，就把头痛都归结为鼻窦炎引起的。这种说法是很武断的。

鼻窦炎某些情况下会引起头痛，从解剖结构和病理上说，鼻腔和鼻窦有多处痛觉敏感区，如上颌窦开口、鼻腭管、鼻甲等，受刺激后可引起扩散性头痛。鼻源性头痛根源有四个方面：一是鼻腔阻塞性鼻窦炎和邻近病灶的感染，这些疾病直接影响鼻窦开口，导致引流受阻，分泌物潴留，压迫窦内黏膜下神经末梢，产生鼻窦炎性头痛；同时细菌毒素的释放也直接刺激神经末梢产生相应的头痛。二是与结构相关的神经反射造成的头痛，鼻腔黏膜增厚使黏膜“贴”在一起，压迫神经末梢，扣动局部神经反射这一“扳机点”，引发头痛。三是鼻腔内肿瘤压迫神经末梢引发头痛，或者恶性肿瘤侵犯颅内，引发的头痛非常剧烈。四是鼻腔内囊肿或真菌感染侵犯颅内，造成颅内感染，引发头痛，但该情况较为少见。

这样对于家长来说，过于专业，可能会听不懂。那我们简单些告诉大家就是：鼻窦炎引起头痛首先鼻窦炎要比较典型，比如有鼻塞鼻涕的症状；鼻窦 CT 上反映出鼻窦解剖异常或者窦口堵塞明显（这一点需要耳鼻喉科医生阅片判断），同时头痛的特点也比较符合该鼻窦炎症的情况，比如上颌窦炎一般鼻翼两边压痛，额窦炎前额痛等；可以尝试用点鼻炎药物比如呋麻滴鼻液缓解鼻塞，观察头痛症状是否能减轻，帮助判断一下。

如果高度怀疑是鼻窦炎引起的头痛，那就规范治疗鼻窦炎本身，序贯用药，定期复诊，甚至手术可能（有些解剖结构异常药物不能解决）。鼻窦炎治好了，头痛自然也就缓解了。

33. 常规头部 CT 检查，报告单写着“鼻窦炎”怎么办

CT、磁共振等影像学检查所诊断的“鼻窦炎”，并不意味着孩子一定需要治疗。有的小朋友可能只是普通感冒，刚刚出现鼻塞流涕两三天的时间去做鼻窦 CT，也可以看到鼻窦里边有一些类似鼻窦炎的阴影。但这个时候可能只是一次普通感冒而已，不是需要治疗的细菌性鼻窦炎。有的小朋友以前曾经得过鼻窦炎，现在已经痊愈了，做 CT 检查时也可以看到鼻窦腔里面有一些炎性的阴影，而孩子当下如果没有任何鼻窦炎的症状，也是不需要治疗的。多数情况下鼻窦炎的确诊是根据典型的病史及症状特点。

放射影像学检查显示鼻窦不透明影属于影像学诊断，并不能直接作为临床诊断。这种放射影像学表现对细菌性鼻窦炎并无特异性，急性病毒性呼吸系统感染，以及不一定存在细菌性感染的变态反应性鼻-鼻窦炎，都可导致鼻窦不透明阴影。

不过，在已经确诊鼻窦炎的情况下，高度怀疑有并发症发生时，比如：症状很重，同时伴有眼睛红肿、流眼泪、视物模糊；精神状态很差、高度怀疑有颅内感染的问题时，这时医生很可能会建议做 CT、磁共振，明确是否存在鼻窦炎相关并发症。

34. 鼻窦炎需要抗生素治疗吗

当冬天来临的时候，经常会有一些小朋友总是“鼻涕拉拉”，家长们也是十分头痛，不知道怎么办才好。其实，儿童鼻窦炎按照病程，可以分为急性鼻窦炎（症状<4 周）；慢性鼻窦炎（症状>12 周）；亚急性鼻窦炎则介于二者之间，4~12 周。按照引起鼻窦炎症表现的原因，还可分为病毒性鼻窦炎、细菌性鼻窦炎、真菌性鼻窦炎等。病原学不同，自然治疗的方案也有差别。但是我们日常碰到的绝大多数鼻窦炎，都是细菌性的，一般都会用到抗生素。

急性细菌性鼻窦炎和慢性鼻窦炎的急性发作期是应用抗生素治疗的适应证。急性细菌性鼻窦炎，常见的条件致病菌包括肺炎链球菌、流感嗜血杆菌、卡他莫拉菌和 A 组 β 型溶血性链球菌等。抗生素的合理选择是基于致病菌而定的。针对上述的细菌，青霉素类及头孢类抗生素是目前治疗急性细菌性鼻窦炎的首选抗生素。抗生素是否有效，一般观察三天看看，有效就继续用药，无效需要调整。疗程方面，治疗急性细菌性鼻窦炎，抗生素的疗程并没有形成一致的共识，从 10 天到 21 天不等，大多数是在治疗 14 天左右。而慢性鼻窦炎，并没有被称为慢性细菌性鼻窦炎。鼻腔长期（>12 周）的炎症状态，使得控制鼻腔的炎症是治疗的重点，所以抗生素仅是治疗慢性鼻窦炎的一部分而已，并不像急性细菌性鼻窦炎中抗生素是关键。具体情况请定期复诊，听医生医嘱，不要自己乱用药哦。

35. 如何科学预防鼻窦炎

在日常生活中，我们要做到以下几点，来“科学预防”鼻窦炎的发生，以下是给家长们的一些小建议：

（1）保持鼻腔清洁：定期使用海盐水清洗鼻腔，去除鼻腔内的细菌和分泌物。

（2）避免感染：增强抵抗力，预防感冒和其他感染，以避免鼻窦炎的发生，是预防鼻窦炎发生的关键。

（3）健康饮食：保持健康的饮食习惯，包括充足的维生素和矿物质摄入，以增强免疫系统的功能。

（4）加强锻炼：通过适当的锻炼，增强身体的免疫力，减少感染的机会。

（5）避免过度疲劳：过度疲劳会使身体抵抗力下降，容易感染疾病，因此，要保证充足的休息时间，避免过度疲劳。

（6）控制过敏反应：如果对某些物质过敏，应尽量避免接触，并采取适当的抗过敏治疗。

（7）定期检查：定期进行鼻部检查，以便早期发现鼻窦炎的症状。

（8）治疗鼻部疾病：积极治疗鼻部疾病，如过敏性鼻炎、血管运动性鼻炎，以预防鼻窦炎的发生。

（9）控制食管反流性疾病：胃食管反流性疾病越来越被大家所关注，可导致慢性鼻炎咽炎，控制胃食管反流可预防鼻窦炎的发生。

（10）注意环境卫生：保持室内清洁，避免吸入有害物质和污染物。

（11）保持良好生活习惯：充足的睡眠、适度的运动、减少烟酒摄入等，都有助于提高免疫力，预防鼻窦炎。

总之，预防鼻窦炎需要从多个方面入手，包括保持鼻腔清洁、增强抵抗力、控制过敏反应、定期检查等。同时，如果出现鼻窦炎症状，应及时就医，进行适当的治疗。

（于斐宜　朱慧娥　沈 琴　贾广彪　赵兴贺　窦训武）

（四） 鼻出血

36. 儿童为什么会鼻出血

每年的 4~5 月份，我们耳鼻喉科门诊上会遇到很多小朋友鼻出血的问题！让很多家长们十分“焦虑”，更是担心是不是宝宝的身体出现什么严重的问题！

鼻出血大致可分为局部和全身病因两类，局部病因包括以下几个方面：

（1）鼻和鼻窦外伤或医源性损伤：鼻骨、鼻中隔或鼻窦骨折等损伤局部血管或黏膜。挖鼻、用力擤鼻、剧烈喷嚏、鼻腔异物等损伤黏膜血管。

（2）鼻腔和鼻窦炎症：各种鼻腔和鼻窦的非特异性和特异性感染均可因黏膜病变，损伤血管而出血。

（3）鼻中隔病变：鼻中隔各型偏曲，鼻中隔糜烂、溃疡或穿孔是出血的常见原因。

（4）肿瘤：鼻腔、鼻窦及鼻咽恶性肿瘤溃烂出血经鼻流出。

全身病因包括以下内容：

（1）急性发热性传染病：流感、出血热、麻疹、疟疾、鼻白喉、伤寒和传染性肝炎等。

（2）心血管疾病：高血压、血管硬化和充血性心力衰竭等。

（3）血液病：①凝血机制异常的疾病；②血小板量或质异常的疾病。这也是大多数家长最为担心的问题！

（4）营养障碍或维生素缺乏：维生素 C、维生素 K、维生素 P 或钙缺乏。

（5）肝、肾等慢性疾病和风湿热等。

（6）中毒：磷、汞、砷、苯等化学物质可破坏造血系统，长期服用水杨酸类药物可致血内凝血酶原减少。

（7）遗传性出血性毛细血管扩张症：常有家族史。

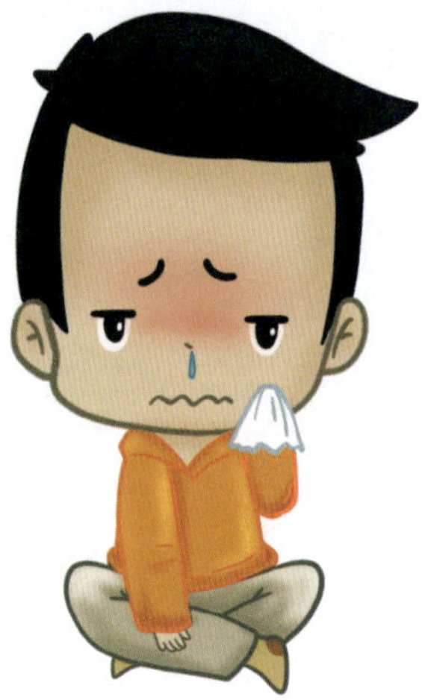

（8）内分泌失调：主要见于女性，青春发育期的月经期可发生鼻出血和先兆性鼻出血。

以上情况介绍，就是引起儿童鼻腔出血比较常见的原因，希望细心的家长能够科学认识，遇到紧急情况，不要慌张，冷静应对，及时准确处理。

37. 如果遇到儿童鼻出血怎么办呢

在生活中，很多家长遇到自己的宝宝出现鼻出血时，往往选择让宝宝把头抬起来或者平躺下来，其实这么做都是错误的。这会使鼻腔内已经流出的血液，因姿势及重力的关系向后流到咽喉部，无法达到止血效果。咽喉部的血液会被吞咽入食管及胃肠，刺激胃肠黏膜产生不适感或呕吐。出血量大时，还容易吸呛入气管及肺内，堵住呼吸气流造成危险。

那宝宝鼻腔出血时，我们应该怎么正确处理呢？

（1）流鼻血之后不要马上仰头，需要保持头部微微前倾。然后用手指压住鼻子的前外侧部分（鼻翼外侧），向鼻子中间方向用力压迫，同时让宝宝张口呼吸，压迫时间持续5~10分钟，可以有效止血，如果仍无法止血，再重复以上步骤一次。在压迫期间，儿童应端坐并使腰部前倾，以使流入口腔和下咽部的血流量最小。这一体位可避免潜在的血液误吸或吞咽。另外可以用湿冷毛巾敷在额头和脖子上，低温可以让血管收缩，加快止血。

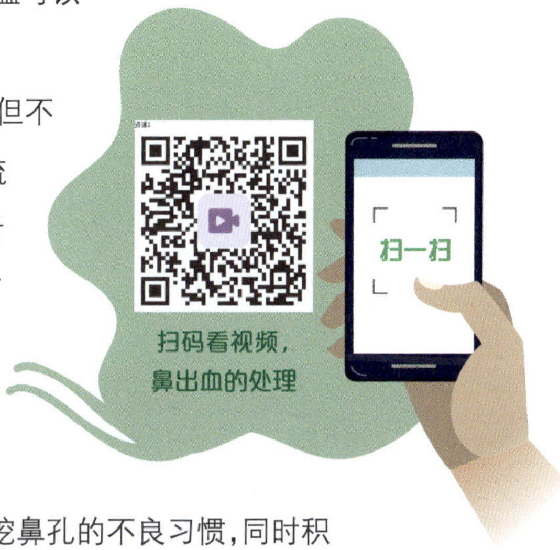

（2）血止住后会形成血块，但不要立即把血块抠掉，以免再次流血。若出血一直持续，应当及时带宝宝到耳鼻喉科就诊，医生可能会给宝宝进行鼻腔填塞来止血。同时要积极地寻找引起鼻子出血的原因。

（3）平时要注意，避免宝宝挖鼻孔的不良习惯，同时积极治疗宝宝的鼻部炎症。

（朱慧娥　沈　琴　贾广彪　赵　青　赵兴贺）

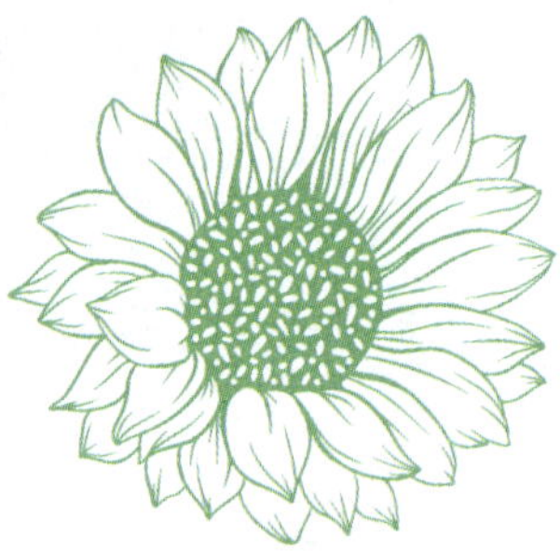

四

口腔科疾病篇

（一）儿童牙体牙髓

1. 儿童几岁开始刷牙

虽然婴幼儿饮食结构单一，但是无论是母乳还是配方奶，乳汁的成分里面均含有乳糖，在代谢后均可能产生酸，对牙齿釉质产生酸蚀作用，导致釉质脱矿、形成蛀洞。尤其是有吃夜奶习惯的患儿，在夜间含着乳头或是奶嘴入睡，没有及时清除的奶渍就会导致乳牙蛀洞，比较典型的就是上门牙中间的龋损，也叫作奶瓶龋。长期没有刷牙习惯的婴幼儿甚至会出现边长边蛀的情况，这也就是为什么有家长困惑“为什么我家宝宝的牙齿一长出来就烂了？”

因此建议婴幼儿从6个月左右，萌出第一颗牙齿时起就开始进行牙齿清洁；尤其是在上门牙萌出的时候。门牙牙面平整光滑，表面奶渍和软垢容易清洁，可以使用硅胶材质的指套牙刷或者纱布，通过物理擦拭的办法进行牙齿表面清洁。需要注意的是，门牙之间的部分也是奶渍容易滞留的区域，需要重点擦拭。

在两岁左右患儿乳磨牙萌出，每个牙齿区段有两颗乳磨牙，这两颗牙齿有很深的窝和沟的结构，不易清洁，就需要正式刷牙。开始刷牙的时候可以使用练习牙刷，小朋友比较好握持而且刷毛软而柔，不宜损伤牙龈。习惯刷牙后可以使用软毛小头的儿童牙刷进行深度刷牙。虽然儿童牙刷是专为这一阶段儿童设计的，但是真正的刷牙操作者一定是家长，刷牙方法要领同样为：颤动轻柔、面面俱到、顺序交叠不遗漏。

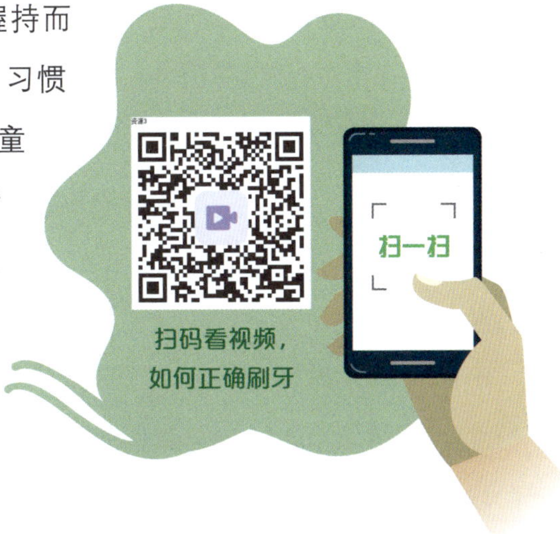

2. 儿童牙刷、牙膏怎么选

对于牙齿清洁最重要的就是菌斑的控制，牙齿表面淡黄色、软软松松的软垢是菌斑的主要附着载体。按照每日两次的刷牙频率完全可以在不依赖任何牙膏的情况下，仅通过物理擦拭的方式完全清除。儿童使用牙膏的主要意义在于：①提供一个愉快的气味，以增加孩子的刷牙兴趣，一般都是水果味道、微甜；②借助摩擦剂增加刷牙的摩擦效率；③增加适当氟化物提高牙齿的抗酸能力。鉴于不同成长阶段儿童的生理和心理特点，各年龄段孩子的牙膏选择倾向有所差别。

婴儿（1 岁以内），添加辅食前不需要使用牙膏，添加辅食后孩子味觉感知发育期可以使用水果口味的可吞咽牙膏（即不含氟牙膏）。

1~5 岁小朋友，饮食结构开始多样，食物中含糖量增加，但是尚不会漱口有吞牙膏的风险，因此可以适当使用低氟牙膏（氟含量 500ppm）增加牙釉质的抗酸能力，每次用量参考小绿豆大小。

6 岁以上儿童，饮食结构复杂，近似于成人；具有正常的含漱能力，吞漱口水的现象基本可以杜绝，6~11 岁可以使用含氟牙膏（氟含量 1 000ppm），11 岁以上用含氟 1 500ppm 的牙膏，每次用量参考小黄豆大小。

温馨提示

市面上的含氟牙膏多考虑“清新口气”的功效，多含有薄荷等口味较“辣”的口气清新成分，这类口味对小朋友味蕾刺激大，会影响孩子使用；这一阶段牙膏的选择需注重孩子的口味喜好，建议以水果味为主。

3. 儿童可以使用电动牙刷吗

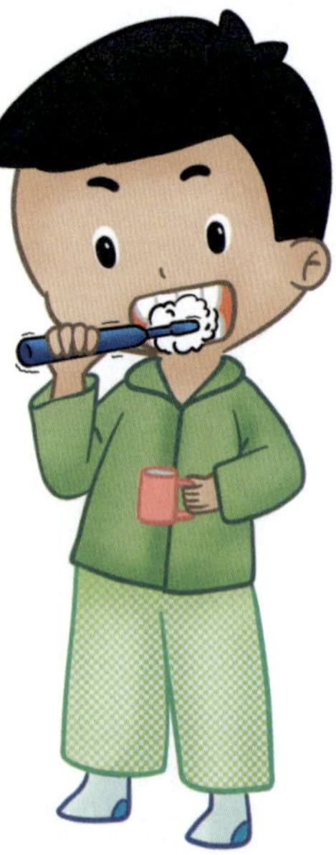

电动牙刷相较于普通牙刷的优势在于刷头具备高频颤动模式，提高刷牙的效率，解放刷牙时的一部分手部动作。儿童手指精细动作尚不健全，使用电动牙刷增加牙齿清洁效果无可厚非。

但是，儿童牙龈及黏膜角化程度低，比较“嫩”，高频的刷头如果不慎摩擦于牙龈或黏膜可能会出现破溃、出血的情况，造成创伤性黏膜溃疡。初始使用电动牙刷时，需要家长陪同、指导，避免使用不当造成不必要的损伤。

另外，电动牙刷仅提高了清洁局部区域时的颤动频率，并不具备完全解放双手的效能。清洁牙齿的关键是正确的刷牙方法，巴氏刷牙法是清洁牙齿的核心，即使使用普通牙刷，应用该刷牙方法也可以达到高效的牙齿清洁效果。在遵循巴氏刷牙法的前提下使用儿童牙刷必然是儿童清洁牙齿的上选。

4. 使用电动牙刷就可以完全高枕无忧了吗

经常有家长困惑："怎么孩子用了电动牙刷还是会蛀牙呢？"

同样有家长会控诉："买了电动牙刷也没什么用，放在嘴巴里晃两三下就好了，连牙膏都没有用。"

可见使用电动牙刷并不是蛀牙的终结。电动牙刷确实可以增加刷牙效率，但是必须要把刷头放在需要清洁的区域，否则依然会有清洁死角。常见的刷牙死角有：

（1）牙颈部：尤其是牙龈与牙齿交接的区域。此处正确的刷牙方式是牙刷倾斜呈 45 度放置于牙颈部，轻轻颤动然后向牙冠方向刷下，重复 3~5 次。小朋友在使用儿童牙刷的时候可能会潜意识担心旋转的刷头会划伤牙龈而减少此处的清洁。

（2）磨牙颊面和舌面：此处清洁困难的主要原因是遗漏，大部分人在后牙刷牙时都是只对咬合面的清洁，而忽视了颊面和舌面。诚然电动牙刷会对这种平整光滑牙面的清洁具有非常明显的优势，奈何小朋友根本没有将牙刷刷头放置在这些牙面，因此无法体现电动牙刷的使用价值。

（3）牙齿邻殆面：无论是电动牙刷还是普通刷毛的牙刷，对于邻殆面的清洁都是无能为力的，尤其是乳磨牙之间。这些区域的清洁要点是用牙线剔除嵌塞的食物纤维，否则软垢滞留其间是牙刷刷毛无法够得到的。

综上，电动牙刷可以增加刷头的震动频率，增加刷牙效率，但是并不代表使用电动牙刷就一定没有后患。无论使用什么类型的牙刷，关键在于要保证刷毛清洁区域有重叠、不遗漏牙面，电动牙刷遗漏的区域一样可能发生龋病。同时，如果使用不当，刷头频率过高，刷头接触区域偏牙龈，则会造成牙龈创伤，牙龈出血、红肿。

5. 孩子几岁开始可以独立刷牙

三岁左右，小朋友即可有一定的生活自理能力。这一年龄段的孩子握持牙刷、挤牙膏等动作都没有问题，甚至可以模仿父母在口腔里面上上下下、左左右右地刷一圈。但是这一年龄段孩子刷牙主要为好奇，所以耐心不足，尚不能够坚持面面俱到，更无法做到三分钟的充分清洁。从培养孩子自理能力、独立意识的层面出发，可以让孩子自己刷牙。但是，幼儿七岁之前，由于孩子的手指精细度不足，刷牙存在三个明显问题：

（1）力量的把握：幼儿手部力量欠控制，对于牙面清洁可能力度不够，不足以清洁软垢；对于牙龈、黏膜方向的力有可能会过大致创伤性损伤。

（2）动作的精细度：刷牙的准确方法是“颤动+向冠方刷下”，快速轻柔的颤动对幼儿来说领悟较难、掌握更难。因此幼儿刷牙姿势常常会变形为拉锯式横刷，导致牙齿龈方清洁遗漏。

（3）方向的把控：幼儿手腕灵活度有限，对于牙弓转角处的牙面常常难以完整清洁；同时对于上下牙弓的舌侧面，上牙弓咬合面的清洁都会受限，清洁不到或者不完全。

所以七岁之前必须由家长帮助孩子完成早晚的刷牙，即使孩子自己刷过一遍，仍然需要家长再一次完整清洁。七周岁之后，大部分孩子的手部精细动作基本能够达到成人水平，对于刷牙指令和要点也能充分理解，可以充分信任其能够独立刷牙。

6. 早晚刷牙就一定可以防止蛀牙了吗

刷牙是清除牙齿表面牙菌斑的最重要手段，对牙齿表面的龋损（包括咬合面和唇颊面）有直接的预防与遏制作用。科学的刷牙建议为每日早晚两次刷牙，每次刷牙时间三分钟。然而很多人并不能完全按照这一要求完成每日的清洁，孩子自己刷牙时总有一些难以达到的区域，比如邻殆面，即两牙齿相邻的位置，牙刷刷毛常常无法到达，即使刷再多时间也无法清理干净。对于该区域的菌斑，必须要使用牙线来进行嵌塞食物的清除，否则淀粉类成分易在此处形成滞留，长时间积累以后产酸致龋病进展。

所以，如果邻殆面嵌塞食物纤维没有清理干净，单纯刷牙依然会在一些特殊部位（如乳磨牙邻殆面）形成软垢聚集区。当局部菌斑产 pH 为 5.5~5.2 或更低的酸即可造成该区域的釉质脱矿，形成邻殆面龋损。而且此类龋损脱矿起始位置为邻殆面颈部缩窄处，早期是不易被发现的，等到发现釉质透黑的时候已经形成放射状的龋损。患儿一般是在发现明显龋洞的时候就诊，而此时大部分龋洞已经深达牙髓腔。这也就是为什么小朋友即使好好刷牙仍然会有蛀牙的主要原因。为了有的放矢地杜绝这种难防的蛀牙，一是使用牙线对邻殆面食物纤维进行逐一清洁；二是提醒家长可以使用菌斑染色剂，等孩子刷完牙对牙齿进行菌斑染色，以看清未清除的菌斑，加强口腔清洁。

7. 蛀牙肯定是吃糖引起的，对吗

蛀牙产生的四联因素宿主（牙齿）、细菌、时间、环境。常常引以为戒的糖果在这四联因素中主要体现为环境：糖果分解产生的酸性环境。然而实际上，我们日常面食、米饭均可以产酸，在龋病的形成过程中，最初的酸其实就是细菌代谢碳水化合物而产生副产品。糖果在单位时间产生的酸浓度较主食高，加之很多糖果比较黏，容易黏附在牙面不易清洁，产生蛀牙的速度非常快，所以一直顶着龋病元凶的罪名。然而在一个特殊的场景下（譬如，食物嵌塞），这种淀粉类食物残渣长期滞留就会产生足够浓度的酸，同样会引起牙釉质脱矿、剥脱，发展为蛀牙。还有一个现象也能佐证糖果并非龋病唯一罪魁祸首，那就是有些孩子存在不及时吞咽的习惯，经常会把已经咀嚼的非常充分的食糜长期含在嘴巴里。这些看似极其安全的碳水化合物被捂在牙齿周围，有的孩子在边吃饭边玩耍，时间长的甚至可以十来分钟不咽饭。舌侧的食糜由于舌头的运动会随之稀释，而在颊侧的食物则由于颊部前庭沟的特殊结构可以牢牢地将食物挤压成饼状架构黏附于牙齿与牙龈表面。有这种不良习惯的孩子即使不吃糖果，也会在上颌多颗牙齿颊面同时形成龋损。

由于四联因素是产生蛀牙的必要条件，所以即使食用糖果，如果其他三项因素没有达到也是不会产生蛀牙的。比如“时间”，如果吃了糖果马上漱口或者刷牙将口腔内及牙体周围的糖分稀释甚至清除，那么就不会产生蛀牙。比如“宿主”，如果定期涂氟，牙齿的再矿化速度提高、抗酸性增强那么食用糖果的蛀牙风险也会大大降低。所以蛀牙不一定是吃糖引起的，吃糖也不是一定就会蛀牙。

8. 牙齿没有洞就不用看牙医

牙齿的洞不是一蹴而就的，也不是突然出现的，在龋洞的发生过程中有一些特征性的变化，这些变化提醒着牙齿蛀洞的高风险性甚至是早期预警。

（1）牙齿早期脱矿：牙齿釉质白垩色，表面毛躁，提示釉质组织疏松，渗透能力强，极易受酸性环境影响继续脱矿；如果多颗牙同时出现了这种情况提示口腔内的环境是偏酸的，是容易导致龋病的。这时需要审视饮食习惯及口腔清洁效率：是否喜欢吃甜腻的食物，是否有饮用碳酸饮料的情况，是否有进食甜食后及时漱口的习惯，是否能达到早晚刷牙的清洁频率？

（2）邻殆面龋损：牙齿殆面釉质完整，但是透出乌、棕色，邻牙之间可能尚有食物纤维；这种情况极易在短时间内发展为“成对的蛀牙”，即相邻乳磨牙之间出现蛀洞，累及两颗牙的各一边，而且都是从牙龈的位置开始发展起来的。所以等发现时，两颗牙齿的龋损都很深，大多是因为其中某颗牙齿自发痛或者某颗牙齿旁边的牙龈肿脓包来就诊的。

（3）早期窝沟龋损：牙齿表面完整，仅有黑色点，但是探针可以卡住。这种情况常常会被疏忽，尤其是六龄齿，很多家长在误以为“这颗牙齿会换”的错误认知中贻误了六龄齿窝沟龋的早期治疗。

乳牙龋病多自觉症状不明显，往往出现明显的症状后才来就诊。以上情形均需要专业牙医及早发现、甄别，并作出处理，以免贻误治疗造成更为严重的病损。

9. 牙齿发黑怎么办

牙齿发黑有三个层面，一种是表面的黑，一种是表面釉质的黑，另一种则是牙齿由内而外透出的黑。

（1）牙齿表面的黑，即色素沉着：分布密集，在牙齿表面或者窝沟处均有可能，仔细探可有突出感；一般是由于经常食用色素比较重的食物（比如蓝莓，海苔或者以酱油为主的红烧类食物），没有及时清洁以上食物的色素而造成的外源性色素沉着。这类黑点属于清洁不到位而造成的单纯的色素沉积，并没有对牙齿组织造成器质性改变，更不会对牙髓组织造成威胁。因此，对于这类黑点，如果不影响患者心理健康，可以暂时不做处理；如果影响患者心理健康可以通过喷砂的方式进行彻底清洁。在日常生活中，如果要预防此类小黑点的发生，需要留意在色素较重食物的摄入以后进行及时的刷牙。

（2）牙齿釉质的黑，龋病：一般在磨牙窝沟处以及前邻面容易出现，并伴有周围釉质透出乌棕色；这类黑点实则是典型的“口小底大”的龋洞。龋洞的治疗原则为：去尽腐质，充填修复。

（3）由内向外透出的黑，即牙髓坏死：这种黑是牙冠整体发乌，与周围的牙对比明显，多是由于牙神经坏死、组织发乌发黑，透过牙本质、牙釉质表现出来的。发生此类情况需要对坏死的牙髓进行彻底的清除，施以根管治疗。由于牙齿发黑的情形比较难以甄别，而且往往并不存在明显的釉质缺损，建议患者定期到专业的口腔医疗机构就诊，由专业牙医进行诊断。

10. 新换的牙齿上有小白点怎么办

牙齿表面小白点等异常一般有两种情况：

（1）釉质发育不全：在恒牙牙面常见白垩色斑片，表面光滑，为釉质发育不全。此类问题并不需要特别关注，在长期的口腔环境中，随着釉质矿化，白垩色斑片的面积和形状会有所改变；在成年后如仍有小白点影响美观，可以通过美容修复的办法进行改善，比如：渗透树脂，瓷贴面等。

（2）氟牙症：在牙齿发育期摄入过多氟就会在同一时期萌出的牙齿釉质上有白垩色到褐色的斑块，严重者还并发牙釉质的实质缺损，这就是氟牙症也叫氟斑牙。一般会对称出现，散在的云雾状斑片，与周围组织界限不明显。轻度氟牙症的临床表现为双侧牙齿表面上弥漫的水平向白垩色条纹或斑块。

根据氟牙症的严重程度，采取的治疗方案也会有所不同。对于轻度氟斑牙，可以通过牙齿美白技术去除表面的斑点，使牙齿颜色更加均匀。中度氟斑牙可以采用树脂填充技术，填补釉质缺损部分，恢复牙齿的正常外观。对于重度氟斑牙，牙齿表面严重受损的情况，可以选择瓷贴面或冠修复技术，覆盖受损牙齿，恢复牙齿的美观和功能。

11. 牙齿有洞是怎么回事，该怎么办

一说牙齿有洞，大家第一反应就是牙齿蛀了，其实有一些洞是先天就有的，下文就与生俱来的洞和后天生成的洞做详细介绍。

（1）先天的洞：最普遍的是六龄齿（第一恒磨牙）。面及颊面深窝，由于位置偏后萌出时间较长，极易形成龋损。因此在该牙完全萌出后需进行窝沟封闭，防止蛀牙。还有一种洞是在上门牙的舌侧，正常情况上门牙的舌侧是有凹陷的，但是由于受遗传因素控制，在牙齿发育期造釉器发生皱褶，于是出现了不同深度的牙内陷，根据内陷程度由浅及深以及形态的变异，临床上又有畸形舌窝、畸形舌沟、牙中牙之称。对于畸形舌窝应及早实行窝沟封闭或预防性充填以预防蛀牙的发生。若有色素沉着的较深窝沟，需要制备简单洞形进行充填。牙齿内陷的牙髓腔结构同硬组织形态一样复杂。如果出现牙髓感染，需根据根尖发育程度做根尖诱导成形术或者根管治疗。

（2）后天形成的洞，即蛀洞，视洞的大小、深度不同，处理方式不同。洞表浅，位于釉质或者牙本质浅层，处理方式：去净腐质，充填窝洞；洞深达牙本质中深层时有牙神经刺激症状者，需要垫底，保护牙神经，再进行充填；洞侧壁或是洞底已经侵及牙神经者，处理方式：清理牙神经及牙髓腔内细菌生物膜，根据牙根尖发育情况进行根尖诱导成形术或根管治疗。

12. 乳牙会换，牙齿有洞还用补吗

大多数家长对于乳牙龋病的态度总是不那么坚定，一方面担心乳牙蛀洞影响到下面的恒牙，另一方面又纠结乳牙总是要换，有必要认真地一一修复吗？乳牙的生命周期是既定的，每一颗乳牙什么时候出、什么时候落都是有大概的时间范围的，也是有其生理意义的；同时，哪颗牙先换、哪颗牙后换也都是有规律、有顺序的。每一颗牙齿的存在也都不是完全独立的，对邻近牙齿、对颌牙齿都有直接关系，对咬合功能、用牙习惯也都有着间接的影响。因此，但凡影响口腔正常生态的问题都要早发现早解决。

（1）从单颗牙齿的生命周期来讲：乳牙的龋洞是不可逆的，乳牙无论是否充填都会脱落，没有及时补的牙齿会因为病损严重而出现疼痛、提前脱落。

（2）从颌面发育角度来讲：没有及时修补的牙齿会因牙体缺损和脱离造成牙弓长度丧失，恒牙萌出间隙不足，牙列拥挤不齐；同时，牙齿蛀洞深及牙本质中层时即有可能出现甜腻、过冷、过热、过硬食物刺激敏感、疼痛，患儿就会使用对侧牙齿咀嚼，造成患儿偏侧咀嚼习惯，从而造成双侧颌面部肌群不平衡，面部不对称、颞下颌关节紊乱。

（3）从全身发育角度来讲：当蛀洞深度达到牙神经，自发痛、夜间痛的症状明显，影响儿童生活质量、影响饮食结构及睡眠，进而影响颌骨及全身的生长发育。

综上，为保障牙列、颌面部、身体的健康发育，需要对有洞的乳牙及时充填。

13. 孩子没有讲过痛，牙齿肯定没有烂到牙神经

“牙疼不是疼，疼起来要人命”这是大众对牙神经痛的第一反应，其实这一描述只是对急性牙髓炎的真实写照。事实上，牙神经痛的感受因人而异，尤其是慢性牙髓炎的情况下，牙髓组织会发生退行性变，导致牙髓坏死，这个发展过程中如果髓腔处于开放状态，炎症的渗出物能够得以引流、髓腔压力较小不至于压迫牙神经则不会产生疼痛症状。因此，疼痛并不是判断牙齿是否烂到牙神经的唯一标准。

孩子没有感觉到疼痛并不意味着牙齿没有烂到神经。对于儿童来说，他们可能由于疼痛阈值不同或者表达能力有限，没有明确表达出疼痛感。临床上，牙齿是否烂到神经需要通过牙科检查来确诊，医生可以通过专科检查牙齿颜色、质地、牙龈状态来判断其病损程度，同时辅助利用 X 线片可以直观看到病损的具体深度以及累及情况，以判断是否存在深度龋齿、根尖周病变等情况。临床上最为常见的两种“不痛”却烂到神经的情况有：牙髓坏死，牙齿变色发乌、失去光泽即说明牙神经已经感染并且失去活力；牙齿根尖周围组织发炎，牙龈有瘘管或者牙龈肿脓包，都需要进行彻底的根管治疗以去除病灶。因此，即使孩子没有抱怨疼痛，家长也应定期带孩子进行牙科检查，以确保及时发现和处理牙齿问题，避免更严重的牙病发生。同时，对于处于牙髓坏死状态的牙齿也不能依赖于孩子的疼痛没那么剧烈了就认为“症状好了”而怠慢治疗。

14. 根管治疗是怎么回事

根管治疗是对牙齿根管系统的治疗，主要用于处理因长期细菌感染而引起的牙髓炎和根尖周炎。由于长期细菌感染，牙齿根管中的血液、神经被细菌感染，根管壁上被大量细菌生物膜定植，彻底清除根管内被感染的神经、血液、细菌生物膜即为根管治疗。由于细菌生物膜非常顽固，因此需要对根管系统进行消毒，一般需要通过一定时间的封药来完成，所以整个治疗周期为 2~4 周。

当牙齿的根管系统被细菌感染，导致牙齿内部的血液、神经组织被细菌侵蚀时，就需要进行根管治疗。这个过程包括三个主要步骤：根管预备、根管消毒、根管充填。首先，医生会清除受感染的牙髓和根管内的组织，利用特殊的器械扩大和清洁根管。其次，进行根管消毒，通过封药来杀灭根管内的细菌。最后，根管充填是指用填充材料封闭根管，以防止细菌再次侵入。根管治疗的目的是去除受感染的组织，防止进一步感染和损伤，并保留患牙。虽然乳牙根管治疗与恒牙根管治疗在细节上有所不同，但是治疗流程和原则是一致的。

15. 牙齿烂到神经一定要做根管治疗吗

当牙齿损伤到达牙神经时，通常需要进行牙髓治疗。如果是牙髓感染早期，仅牙冠部位的神经被细菌侵袭，可能通过活髓切断术来进行保护，这种方法是通过部分去除受感染的牙髓，并保留剩余的健康牙髓。但如果感染已经到达牙根，或者牙髓已经坏死，则必须进行根管治疗。根管治疗的主要目的是彻底清除受感染的牙髓组织，对顽固的细菌生物膜进行药物消毒，并最终封闭根管，从而防止感染扩散和进一步损伤牙齿。根管治疗后，通常会建议进行牙冠修复，以保护修复后的牙齿并恢复其正常功能。

这是因为当细菌侵入到牙髓（即牙齿的神经和血管组织）时，会引发炎症和感染。如果不及时处理，感染可能会扩散，导致更严重的问题，如根尖周炎或牙周脓肿。乳牙牙槽骨疏松、血运丰富、骨皮质薄，骨皮质下的感染持续时间长，不容易局限化，如果此时患儿机体免疫力低下则极易发展为间隙感染。正常情况下，乳牙根的下方是继承恒牙胚，烂到神经的感染一样会侵犯到恒牙牙胚周围的骨板，甚至影响牙胚发育。也因为相同的组织学特点，乳牙根管治疗的效果很好。所以，对烂到神经的牙齿需要及时进行根管治疗，对于乳牙来讲更是一个性价比较高的决策。

16. 孩子做根管治疗会很痛吗

根管治疗在现代牙科技术下，疼痛可以得到有效控制。

（1）术中疼痛：在治疗过程中，医生会使用表面麻醉和局部麻醉，使孩子在治疗过程中感觉不到疼痛。通常，表面麻醉用于麻醉进针点，然后使用局部麻醉来麻醉整个治疗区域，确保治疗过程中无痛感。在根管治疗最为可怕的“抽神经”（即根管预备）之前一般会有一步叫作“杀神经”（即牙髓失活）。所谓牙髓失活就是通过暂封牙髓失活剂，使牙神经在“不知不觉中”缓慢地失去活力，以便治疗时没有痛觉；这个过程一般需要 7 天左右。失活效果理想的患牙在根管预备过程中是没有明显疼痛的，略有酸胀感；在根管充填环节时略有胀感。

（2）术后疼痛：术后疼痛也是可以控制的。根管治疗后的几天内，可能会有轻微的不适感，但一般不会影响正常生活。如果出现特别疼痛的情况，可以通过止痛药来缓解。家长可以放心，根管治疗在现代牙科技术的保障下，是一种安全且有效的治疗方法，不会对孩子造成严重的疼痛或不适。此外，医生通常会给予详细的术后护理建议，帮助孩子更快恢复，包括避免吃硬物、保持口腔清洁等。

所以根管治疗对于孩子来讲，更多的是心理的恐惧，首先是根管治疗常常被听成“针管治疗”字眼上的听力冲击；其次，治疗使用器械细长形似针形有视觉刺激；另外，如有家长或者同伴的曲解就更会产生心理恐惧。

17. 牙龈肿脓包是怎么回事

牙龈肿脓包通常是牙龈或牙根感染的结果。

（1）牙龈感染引起的称为牙周脓肿：常因为牙结石、食物嵌塞等原因引起的局部牙周组织感染，一般需要剔除局部刺激，适当使用抗生素；对于儿童来讲牙结石的可能性甚少，主要是食物嵌塞引起的。由于儿童的牙周适应力很强，所以即使有明显的食物纤维嵌塞在牙齿邻面间隙也不会有明显的不适感，更不会跟家长描述；因此常常会嵌塞很久，导致局部牙龈红肿、脓肿，并伴有明显异味。这种情况需要彻底清除嵌塞食物、并冲洗消炎，适当使用抗生素；为避免发生牙周脓肿建议日常使用牙线，及时清除嵌塞物。

（2）牙根感染引起的称为根尖周脓肿：是由龋齿或者外伤贻误治疗，引起牙根尖周组织的炎症，急性期处理通常主要是进行脓肿切开引流、牙体开髓引流和抗生素治疗。对于引起感染的病灶牙需要进行后续彻底的治疗，如根尖诱导成形术或者根管治疗。如果牙根感染严重（超过牙根长度 1/3）就会影响新牙的发育，这时需要拔掉乳牙，为新牙制作间隙保持器。

牙龈肿脓包的发生意味着牙齿或牙周组织存在严重感染，需要及时处理以防止感染进一步扩散和引发更严重的问题。在治疗过程中，患者应遵循医生的建议，按时服药，并注意口腔卫生，以促进愈合和预防再次感染。

18. 牙神经发炎会影响长新牙吗

乳牙牙神经发炎本身是局限在患牙牙齿内部根管系统的，感染不会波及恒牙牙胚的，也就不会直接影响新牙的生长。但是单纯牙髓炎如果不及时治疗，感染就会通过根尖孔向根尖周组织侵袭，发展成为根尖周炎。同时，乳牙牙槽骨疏松、骨皮质薄，根尖周的炎症就会在骨皮质下快速发展，造成骨质吸收，尤其是继承恒牙牙胚的组织。继承恒牙在骨质内的发育是依赖于牙胚的保护的，如果牙胚受损，则意味着感染已经扩散到恒牙牙胚内了，那么恒牙牙根的发育就会受到直接影响。一方面会影响继承恒牙牙胚的发育，造成牙釉质发育不全，“特纳牙”就是乳牙根尖周炎症导致恒牙发育不良的有力证据。另外，长期根尖周炎症的乳牙会与骨壁形成黏连，形成残根滞留，导致恒牙萌出异常。对应的恒牙过早过晚萌出或萌出方向异常，影响恒牙萌出的正常顺序与位置，最终导致牙列的发育异常。

因此，及时治疗牙神经炎、控制感染至关重要。恒牙的健康发育依赖于良好的口腔环境，乳牙根尖周组织的炎症如未得到控制，必然会破坏恒牙牙胚，导致恒牙发育不良或萌出异常。同时，牙神经发炎常常会导致儿童避开患牙咀嚼，缺少咀嚼刺激也会影响根部恒牙胚的发育。家长应注意孩子的口腔健康，定期进行牙科检查，确保及时发现和处理牙齿问题，防止牙神经发炎引起的进一步并发症。

19. 乳牙根管治疗将牙神经去除之后会影响长新牙吗

家长常常担心根管治疗“抽神经”以后新的牙齿没有神经了怎么办？这块骨头没有神经了还能长出新牙齿吗？需要强调的是，“根管治疗”是针对具体的某颗患牙的，因为牙髓组织是处于四壁坚硬且没有弹性的牙髓腔中，其血液循环只能通过细小的根尖孔来完成，所以某颗牙齿的牙神经发炎一般仅是局限于这颗牙齿髓腔的神经感染，“抽神经”只抽这颗牙齿牙髓腔内的神经也就够了，不会涉及此处颌骨的神经，更不会牵扯到未来恒牙的神经。通俗点来讲：每个牙都是一个独立的器官，拥有自己的神经和血供，新长的恒牙是一个独立的器官，不会因为乳牙的根管治疗而无法萌出。

乳牙根管治疗过程中去除牙神经，对牙齿髓腔消毒，使牙根管及根尖周组织的炎症得以控制，为恒牙牙胚的发育提供了一个健康的生长环境。因此，根管治疗不仅不会影响新牙的发育，反而有助于为恒牙的健康生长创造有利条件。根管治疗后，建议定期复查，以确保治疗效果和牙齿的长期健康。

20. 根管治疗之后的牙齿为什么要装牙套

乳牙根管治疗后装牙套（金属预成冠）是为了保护治疗后的牙齿，恢复一定的形态和咬合高度。金属预成冠主要适用于后牙，即乳磨牙，质地坚硬耐咀嚼、操作简便能配合，因此，金属预成冠对于根管治疗以后的乳磨牙无疑是雪中送炭。

（1）增加患牙抗击打能力：根管治疗后，牙齿失去了牙神经的营养供应，变得脆弱易碎，使用金属预成冠就像一顶钢盔戴在患牙上，可以保护修复后的牙齿，防止其在咀嚼过程中发生断裂或损坏。

（2）防止补物脱落：乳磨牙牙髓炎多由邻𬌗面龋损发展而成，患牙常常会伴有邻𬌗面牙齿组织的缺失，甚至到达牙龈以下的水平。此时进行牙齿充填会因为隔湿困难而易形成微渗漏，导致充填体脱落和继发龋损。因此，对于邻𬌗面龋损的牙齿，预成冠可以防止充填体脱落和继发龋损，确保牙齿的长期健康和牙列长度。

（3）恢复咬合高度：多颗磨牙龋损会造成患儿咬合高度丧失，通俗点讲就是上下牙齿支撑的高度降低了，这样一是会显得面容苍老，另外过低的咬合也会造成关节的不适，进而影响颌面部的发育。金属预成冠是坚硬的一体结构，可以支撑起牙冠高度。

金属预成冠不仅能恢复牙齿的形态和功能，还能抵抗咬合力和不均匀的应力，延长修复后牙齿的使用寿命。因此，根管治疗后使用金属预成冠是保障治疗效果和牙齿健康的重要措施，建议患者遵循医生的建议，及时进行牙冠的修复。

21. 金属预成冠影响患牙吗，需要拿掉吗

金属预成冠相当于“头盔”罩在牙冠上，主要作用是恢复牙齿的形态和功能，保护牙冠抵抗咬合力和应力。金属预成冠一般是不锈钢材质的，根据材料性能，患者是完全可以期待预成冠能够使用到患牙正常替换的时间。无论在形态上还是功能上，它要在相当一段长的时间里充当牙冠的角色。金属预成冠修复范围不涉及牙根，故不会对患牙的牙根造成不良影响，更不

会造成恒牙的萌出障碍。事实上，金属预成冠也确实可以长期、有效保护修复后的牙齿，它将与患牙“同生共死”，待患牙因为牙根吸收被恒牙替换时，与患牙一同脱落。

然而，有两种情况除外，即金属预成冠存在着两个潜在风险：金属过敏和影像干扰。

（1）金属过敏：需要及时去除，改用全瓷冠修复或树脂修复。

（2）影像干扰：为避免金属干扰造成伪影或危险，需要在接受影像学检查（如：头颅部 CT、磁共振等）前拆除金属预成冠。待检查结束后再做预成冠修复，或考虑更换材料。一般情况下，金属预成冠是安全且有效的，能够提供长期的保护和功能恢复。患者在使用过程中，应定期进行牙科检查，确保牙冠的适配性和牙周健康状况，如有问题及时咨询医生。

22. 什么是窝沟封闭，为什么要做窝沟封闭

窝沟封闭是指在牙齿的咬合面上涂上一层薄薄的封闭剂，以填充和覆盖窝沟，从而阻止细菌和食物残渣进入，预防龋齿的发生。窝沟封闭剂通常是一种树脂材料，能够牢固地黏附在牙齿表面。牙医在清洁牙齿表面后，会将其涂抹在牙齿的窝沟和裂隙中，并通过光固化使其硬化，从而形成一层保护屏障，通常只需几分钟，且不会对牙齿和牙龈造成任何不适或损伤。这个过程简单、快速且无痛，是预防龋齿的一种有效方法，尤其适用于儿童和青少年。

窝沟封闭的优点正是牙医建议儿童窝沟封闭的主要原因：

（1）窝沟封闭是一种有效的预防措施。儿童和青少年的牙齿，特别是第一和第二磨牙，通常在咬合面和颊/腭沟有深而狭窄的窝沟和裂隙。这些窝沟和裂隙很容易积聚食物残渣和细菌，且刷牙时不易彻底清洁，极易形成龋齿。

（2）窝沟封闭的过程简单且无痛。窝沟封闭剂是一种树脂材料，牙医在清洁牙齿表面后，会将其涂抹在牙齿的窝沟和裂隙中，并通过光固化使其硬化，从而形成一层保护屏障。这一过程通常只需几分钟，且不会对牙齿和牙龈造成任何不适或损伤。

（3）窝沟封闭具有长期保护作用。虽然封闭剂本身会随着时间的推移而磨损，但只要定期进行牙科检查并在必要时进行补充，封闭剂的保护作用可以持续数年。许多研究证实，接受窝沟封闭的牙齿在其保护期内，龋齿发生率显著低于未接受封闭的牙齿。

（4）窝沟封闭的费用相对低廉。与龋齿治疗相比，窝沟封闭是一种经济有效的预防措施。龋齿一旦形成，不仅会引发疼痛和不适，还可能需要进行填充、根管治疗甚至拔牙，后续治疗的费用和复杂性都远高于预防措施。因此，提前进行窝沟封闭可以节省家长和儿童的时间和费用，避免不必要的疼痛和治疗。

（5）窝沟封闭有助于建立良好的口腔卫生习惯。通过窝沟封闭，家长和儿童可以进一步认识到口腔健康的重要性，增强预防龋齿的意识。同时，定期的牙科检查和维护也有助于儿童从小养成良好的口腔卫生习惯，保持口腔健康。

23. 窝沟封闭是什么时候做的

窝沟封闭的最佳时间取决于牙齿的萌出时间。

（1）乳磨牙：乳磨牙一般在3~4岁萌出，在此时进行窝沟封闭可以有效预防乳牙龋齿。然而，对于3~4岁的儿童，配合度是需要考虑的重要因素。如果幼儿无法配合窝沟封闭的操作，需要对患儿及家长进行口腔卫生宣教；

若配合度尚可，每 3 个月涂氟；适当放宽窝沟封闭的时间，待患儿与医生建立信任再试行窝沟封闭。

（2）恒磨牙：第一恒磨牙（六龄齿）通常在 6~7 岁萌出，第二恒磨牙在 11~13 岁萌出。这两个时间段是进行窝沟封闭的关键时期，因为新萌出的牙齿表面还未完全矿化，容易受到龋菌侵袭。

（3）具有特殊结构的牙齿：除了上述年龄段外，对于有深窝沟或易龋齿倾向的儿童，也可以在医生建议下进行窝沟封闭。比如畸形舌侧沟、畸形舌侧窝、畸形中央尖等发育异常的窝沟点隙，这些结构同样是最容易导致龋病发生的。进行窝沟封闭的时机原则：①完全萌出：否则会封闭不完全而且因为封闭过程中有龈沟液渗入，封闭剂极易脱落；②没有形成龋损：一旦形成龋损，需要去除腐质以后充填治疗；③表面没有色素沉积：否则色素团块影响釉质表面的酸蚀效果，导致封闭剂脱落。因此，应在牙冠完全萌出后尽早进行窝沟封闭，适时进行窝沟封闭可以显著降低儿童龋齿的发生率，保持口腔健康。家长应在牙科医生的指导下，按照孩子的牙齿萌出情况，及时进行窝沟封闭，确保牙齿的长期健康。

24. 窝沟封闭是一劳永逸的吗

窝沟封闭并不是一劳永逸的，因为其存在几个客观缺点。

（1）材料磨损、脱落：封闭剂材料虽然具有较好的耐磨性和抗菌性能，但随着时间的推移，可能会出现磨损、破裂或脱落。因此，需要定期检查和维护，以确保其完整性和有效性。如果封闭剂出现磨损或脱落，应及时重新封闭，以保持其预防龋齿的效果。

（2）未封闭区域尚存风险：窝沟封闭主要作用于牙齿表面的窝沟和裂

隙，但并不能覆盖整个牙齿表面。因此，牙齿的其他部分仍然有可能发生龋齿，比如邻面，如果长期食物嵌塞导致牙龈萎缩，则会造成牙龈炎症，也会增加牙齿邻面和根面龋病的可能。即使进行了窝沟封闭，良好的口腔卫生习惯仍然是预防龋齿的关键。

（3）窝沟封闭适用于特定人群：主要是儿童和青少年的恒牙，对于成人牙齿或已经发生龋齿的牙齿，封闭效果较差。此外，并非所有牙齿都适合进行封闭，具体情况需要由牙医进行评估和决定。

窝沟封闭的效果还与操作的精细程度和材料的选择有关。如果操作不当或材料质量不佳，可能会影响封闭的效果。尤其是操作过程中，如果没有做到严密的隔湿，封闭剂是很容易脱落的，所以需要定期进行口腔检查，以发现并处理任何可能的问题。通常建议每 6 个月到 1 年进行一次口腔检查。在封闭剂出现磨损、破裂或脱落的情况下，需要及时进行修补或重新封闭。此外，养成良好的口腔卫生习惯，如每天刷牙、使用牙线和含氟牙膏，以及定期接受专业的牙齿清洁，可以进一步降低龋齿的风险。

25. 氟斑牙是怎么回事，需要治疗吗

氟斑牙是由于在牙齿发育过程中摄入过量氟化物引起的牙齿变色和表面缺陷，尤其是 6~7 岁以前机体通过食用含氟量较高的食物、饮水。当水中含氟量超过百万分之一（1ppm）时，长期生活在这种饮水环境中就可能造成氟斑牙。

氟斑牙一般多见于恒牙，儿童期一般不需要治疗。氟斑牙的治疗方法根据其严重程度而定。轻度氟斑牙通常表现为牙齿表面的白色斑点，可以用 4% 盐酸涂擦牙面，将表面色斑去除以后改善外观，然后用 2% 氟化钠溶液涂擦，促进釉质再矿化。严重氟斑牙牙齿表面出现褐色斑点或凹陷，使牙

齿更容易受到物理损伤和细菌的侵袭，不仅影响美观，还可能对牙齿的健康造成一定影响。儿童期可用复合树脂充填牙体缺损，待到成年后重者可进行牙科修复，如贴面或全冠修复。

预防措施：

（1）控制氟化物摄入量：注意饮用水中的氟含量，避免长期饮用高氟水源。在高氟区，主要措施是改良水源，改变不良饮食习惯；在低氟区，严格控制饮用水及食物加氟的人工干预措施。日常家长应监督儿童使用含氟牙膏时的用量，通常豌豆大小即可。

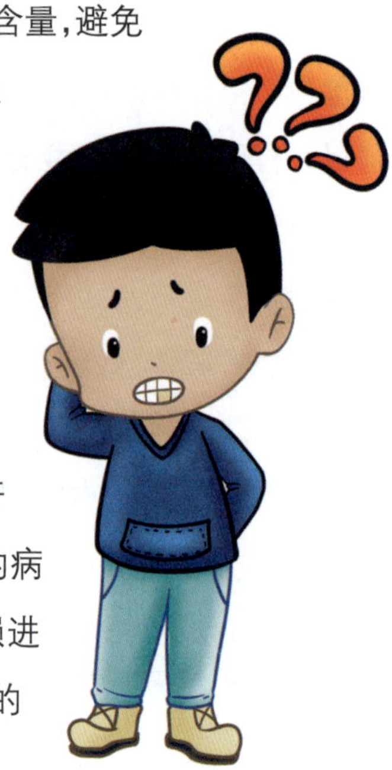

（2）早发现早干预：在拍摄曲面体层X线片或者乳牙根尖片检查时，要观察未萌出的恒牙牙冠部是否存在可疑的病损。对于进展不显著的病损，可在刚萌出时立即干预；对于萌出尚早，病损进展迅速的患牙，建议尽早拔除乳牙，以暴露受损的恒牙，尽早干预。

26. 新换的牙齿发黄怎么办

在恒牙初萌阶段，家长们会为孩子前牙牙齿的各种黄色而焦虑，其实这类主诉中有一大部分是正常的情况，另一部分主要是清洁不干净造成的，只有少数是病理性的发黄。

（1）健康黄：新换的恒牙釉质矿化程度高，因此透明度很高，牙本质的黄色可由透明的釉质透出，所以新萌出的健康恒牙都是均质黄色、有光泽的。

这种自然的黄色是正常的，是牙齿的牙体牙髓组织健康的表现。

（2）外源黄：由于青少年刷牙效率有限、对牙面的清洁力度和范围的理解不到位，因此宽大的釉质表面沉积黄色的色素也会表现为牙面发黄，这种黄色是可以通过加强口腔清洁来明显清除的。日常护理需重视避免过多食用色素丰富的食物和饮料（如：橙汁、芒果等），如有摄入需加强口腔清洁：及时漱口、有效刷牙，尤其是冠 1/3 处。另外，轻症釉质发育不全由于其表面粗糙，极易有外源性色素沉着呈黄褐色，这种牙齿釉质表面疏松、渗透性较高，需通过局部涂氟、窝沟封闭等手段预防龋病发生。

（3）内源黄：四环素牙齿是牙本质变色造成的，是由于在牙齿发育期间服用四环素族药物导致的一种牙齿变色情况。从黄色逐渐变为棕褐色或深灰色，在阳光照射下可能呈现明亮的黄色荧光。主要治疗方式包括：牙齿美白、瓷贴面、冠修复等，具体治疗方案因具体情况和牙齿着色的程度来定。四环素牙可能还伴随牙釉质发育不全的问题，在严重的情况下，牙釉质可能完全丧失，导致着色的牙本质明显外露，这种情况需要对缺损组织及时充填、修复。

27. 新长的牙齿上面是锯齿状、中间有个小突起的怎么办

新长的恒牙总是家长一度关注的热点，每个边边角角都要被家长仔细端详，尤其是那些承载着悲喜的小突起。

（1）令人欣喜的突起：恒切牙咬合边缘呈锯齿状是正常现象，称为发育叶。随着日常使用和咀嚼，这些锯齿状边缘会逐渐磨平，不需要特别处理。这种锯齿状边缘是牙齿发育过程中的自然现象，家长不必担心。

（2）令人担忧的突起：①上颌第一磨牙畸形舌侧尖：在上颌六龄齿的远舌尖舌侧偶尔也会有一个突起，也叫作畸形舌侧尖。这个尖不是正常的解剖结构，一般比较平坦，交接沟较浅，对功能没有影响，可能存在清洁困难的问题。建议及时进行窝沟封闭，定期复查，如有龋损及时充填。②上中切牙或上侧切牙的畸形舌侧尖：相比六龄齿的畸形舌尖，这类畸形舌侧尖相比而言陡而锐，存在折裂和蛀牙的风险，一经发现建议行加固术，保护锐尖、减少清洁死角。③在后牙区有几个牙齿中央会有特殊的小突起叫作畸形中央尖：这种牙齿的牙髓腔形态与其外观相似，也可能有高起的髓角，所以容易发生牙神经暴露、被细菌感染。所以一旦发现建议使用牙科材料对其过锐、过陡的中央尖进行加固，并通过少量多次的调磨使其殆面与整体咬合面协调，杜绝因外力折断。如果不幸于发现前折裂、波及牙神经，则应根据牙根尖发育情况行根尖诱导成形术或根管治疗。

（孙嘉瞳　杨小慧）

（二） 儿童口腔黏膜

28. 孩子的牙龈红红的，有的牙龈肿起来，总是刷牙出血怎么办

这种情况一般情况下可能是牙龈发炎了，可能是龈缘附近牙面上堆积的软垢刺激牙龈，导致了牙龈红肿，提示我们宝宝可能存在口腔卫生清洁不当的问题，需要彻底清除软垢、牙石，消除造成菌斑滞留的局部刺激牙龈因素，家长需帮助宝宝掌握正确的刷牙方法，保持口腔卫生清洁。需要注意的是有些宝宝在服用一些特殊药品，可能对牙龈也会造成一定的刺激和损伤，这种情况需要在医生指导下更改药物的种类或者用量。

29. 宝宝长牙的时候，牙龈上有一个紫色的包是怎么回事

这种紫色的包可能是一种萌出性的血肿或囊肿，宝宝乳牙萌出时，牙龈常有异样感，有些宝宝常常用手指、玩具等触摸或咬嚼来缓解不适，从而导致牙龈黏膜擦伤，形成紫色的红肿的包，这是一种暂时性血肿，大部分的血肿可以随着牙齿的萌出而自行消失，但是如果好好清洁牙齿数日后没有缓解，疼痛加重甚至有发热，需要家长带着宝宝到门诊上来寻求医生的帮助。

30. 宝宝两颗牙齿之间的牙龈发红、肿胀、经常塞牙，感觉不舒服怎么办

如果出现了疼痛或者出血，那么这可能是长期食物嵌塞导致的龈炎，儿童乳牙相邻之间为面的接触，存在一定的生理间隙，容易导致食物嵌塞，造成牙龈乳头的压迫，再加上食物发酵产物的刺激，引起牙龈乳头的急性炎症，表现为牙龈的发红肿胀，需要家长帮助宝宝好好清洁牙齿，使用牙线或者冲牙器彻底去除邻面以下牙刷无法清洁到的位置所嵌塞的食物残渣，如果是因为蛀牙导致牙体组织缺损从而造成的塞牙，那么需要待炎症消退后把蛀牙的部分清理干净把牙齿修复补起来。

31. 宝宝嘴巴里有一层白色的膜擦掉就又长出来了是怎么回事

这可能是“鹅口疮”，新生儿和6月龄内的婴儿容易起“鹅口疮”，这是一种念珠菌感染，呈现白色的假膜状，雪花样，可以擦去，嘴巴里多处可以出现，两侧颊部黏膜、上下唇内侧黏膜、上腭、舌背均可出现。大部分的宝宝反应不明显，没有明显的拒食疼痛表现，在家长观察时发现；少数部分宝宝稍有体温升高，拒食等现象，或者出现白膜周围或者白膜下黏膜发红的现象，需要使用医用碳酸氢钠及抗真菌的药物去除并抑制真菌感染。同时提醒家长注意幼儿口腔卫生及食具的消毒，如果宝宝出现了“鹅口疮”，那么宝宝嘴巴触碰到的玩具、咬胶、奶瓶、口水巾、妈妈的内衣等都需要消毒以防感染。

32. 孩子的嘴唇或舌头上起小水疱，感到疼痛，偶有发热怎么回事

如果伴随发热，幼儿园同时也有同样情况的小朋友，那么很可能提示宝宝可能是疱疹性的口炎，疱疹性口炎属于一种急性感染性炎症，多发于6岁前的儿童，特别是在出生后6个月至3岁的婴幼儿更为多见，因为多数婴儿出生后即有对单纯疱疹病毒的抗体，这是一种来自母体的被动免疫，在4~6月时消失。

患者常有与疱疹患者的接触史，潜伏期为4~7天，儿童发病多急骤。可出现唾液增多而流涎，拒食、烦躁不安，发热，且有时发生高热，下颌淋巴结

肿大、压痛、咽喉部轻度疼痛等前驱症状。全身症状往往在出现口腔损害后逐渐消退。

疱疹可发生于口腔的任何部位，例如唇、颊、舌、牙龈与上腭等处，而且并不完全局限于单侧。初期为部分黏膜充血、水肿、平伏而不隆起和界限清楚的红斑。随后于斑基础上出现针头大小或直径约为 2 毫米数量不等的圆形小水疱。水疱一般都丛集成簇，但少数也可为单个散在。由于口腔黏膜上皮很薄，疱壁容易破裂，故临床上难以看到完整的黏膜疱疹而多见溃疡。初裂时，常在水疱周围留有隆起的灰白色疱壁。单个水疱所形成的溃疡一般较小，簇集的水疱则融合成大而不规则的溃疡面，边缘常呈不规则弧形的痕迹。儿童患者常伴有急性龈炎，舌背有明显的白苔。患儿的症状随机体产生抗体而缓解。抗病毒的抗体在发病后 14~21 天可达高水平，以后逐渐下降至较低水平。临床症状一般在 7~14 天逐渐消失。溃疡愈合，不留瘢痕。唇、口角、鼻、颏等区域发生的皮肤损害，通常在水疱发生前出现瘙痒、灼热与肿胀感。随即在红斑上出现针头大小或直径 2~3 毫米不等的若干小水疱。小疱成簇，少数为单个。疱液初为透明，后渐浑浊干燥，结成黄色痂皮。痂皮脱落后可留有暂时性的浅黑色素沉着，无继发性感染者不会留有瘢痕。

33. 宝宝的手、脚、嘴唇突然发疹起疱怎么回事

如果手脚皮肤及嘴巴里都有起疹，那么可能是手足口病，该病系由肠道病毒引起的婴幼儿常见传染病，最常见的病原微生物为柯萨奇 A16 型病毒与肠道病毒 71 型。在我国主要为前者，此外尚有 A5、A7、A9、A10 型及 B3、B5、B13 型。柯萨奇 A16 型病毒多在婴幼儿中流行，肠道病毒常致较大

儿童及成年人罹患。患者口咽部分泌物及唾液中的病毒可通过空气飞沫传播，或唾液、粪便污染手和用具，接触或饮用被污染的水源也可致病。

托幼单位是本病的主要流行场所，3 岁以下的幼儿是主要罹患者。手足口病可发生于四季，但夏秋季最易流行。前驱症状为低热、困倦、淋巴结肿大，口腔和咽喉部疼痛，皮疹多在第 2 天出现，呈离心性分布，多见于手指、足趾背面及指甲周围，也可见于手掌、足底、会阴及臀部。开始时为玫红色丘疹，1 天后形成半透明的小水疱，如不破溃感染，常在 2~4 天吸收干燥，呈深褐色薄痂，脱落后无瘢痕。口腔黏膜发生散在的水疱、丘疹或斑疹，斑疹直径为 2~10 毫米，数量不等，可几个至近百个。斑疹四周红晕，无明显压痛，中央有小水疱，数日后干燥结痂。唇、颊、舌、腭等口腔黏膜出现小水疱后极易破溃变为溃疡，上覆灰黄色假膜，周围黏膜充血红肿，患儿常有流涎、拒食、烦躁等症状。本病的整个病程为 5~7 天，个别长达 10 天。一般可自愈，预后良好，并发症少见。

托幼单位群体发病，患者多为 3 岁以下幼儿，手、足、口部位突然发疹起疱，皮肤的水疱不破溃，全身症状较轻，则可高度怀疑手足口病。

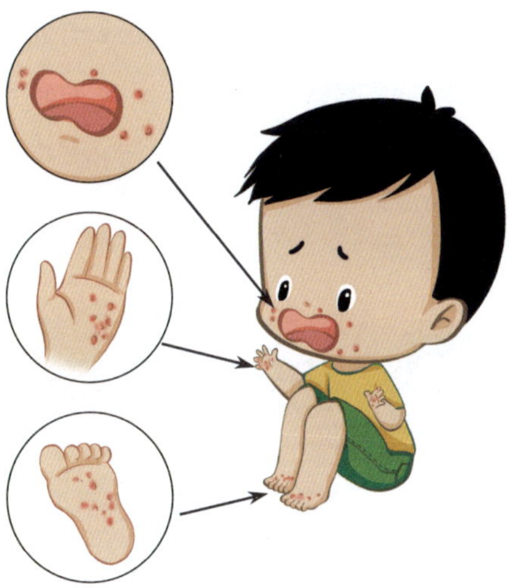

由于手足口病的症状较轻、预后良好，治疗上主要采取对症和抗病毒治疗，家长应注意患儿的休息和护理，可用淡盐水或 0.1% 氯己定溶液漱口缓解症状，同时密切观察患儿的全身状况。

34. 宝宝舌头下面出现一个白色的溃疡，周围红肿疼痛，不爱进食怎么办

这可能是宝宝新长出来的牙齿导致的溃疡。本病的发生主要有两种原因，一是新萌出的下颌乳中切牙的锐利切缘不断与舌系带摩擦而发生溃疡；另一个原因是舌系带过短，且偏近舌尖，或下颌乳中切牙萌出过早，即使是正常的吮乳动作也可发生此病。

损害常位于舌系带中央的两侧，类似希腊字母的“φ”形，左右对称。局部起始为充血、糜烂，随后形成溃疡。由于常受摩擦刺激，溃疡面可扩大。病程长者，可形成肉芽肿，甚至局部发生质硬、颜色苍白的纤维瘤，影响舌的运动。

局部可涂 1% 甲紫或亚甲蓝，忌用腐蚀性药物。牙齿应作磨改，以减少刺激。损害明显者可适当改变喂养方式，尽量减少吸吮动作，促进溃疡的愈合。对舌系带过短者，在溃疡治愈后应做修整手术，以免复发。

35. 宝宝上腭起溃疡是怎么回事

婴儿的上腭黏膜较薄，因吮吸拇指、橡胶乳头或玩具的摩擦非常容易造成上腭黏膜的损伤，这种溃疡一般呈圆形或椭圆形且左右对称。可去除刺激因素，局部消毒，促使溃疡的愈合。

36. 宝宝的舌背上舌苔好像缺了一块怎么回事

这可能是一种“地图舌”，因其表现类似地图样标示的蜿蜒国界，故名地图舌，其病损的形态和位置多变，又称为游走性舌炎。多数宝宝无自觉症状，家长偶然发现，少数宝宝有敏感不适症状。地图舌病因尚不明确，可能与遗传免疫因素，微量元素及维生素的缺乏有关，大部分可随着年龄增长自行消失，不需要干预。治疗地图舌的原则是分析其有关的发病因素，尽可能地去除这些因素的影响。尽量避免食用热、辣，酸及干咸坚果等食物。局部以注意口腔卫生为主，适当给予含漱液含漱、清洗。

37. 宝宝两侧口角裂开疼痛怎么办

嘴角开裂可能是一种口角炎，口角炎一般表现为对称性的口角区皮肤潮红脱屑形成糜烂面发生皲裂，可以看到浅表的裂隙，有些渗出物可以结成淡黄色的痂皮，张口导致痂皮裂开出血疼痛影响进食。可以局部消炎清洗，注意口腔卫生的维护，均衡饮食，避免舔舐，减少刺激，促进愈合。

38. 宝宝嘴唇干燥，起皮，发痒怎么办

嘴唇干燥可能是唇炎，唇炎在寒冷干燥的季节多发，需要家长看管并嘱咐宝宝改掉咬唇、舔唇的不良习惯，避免风吹寒冷刺激，保持唇部的湿润等，可以局部使用保湿软膏、医用甘油或其他促进伤口愈合的药物。

39. 宝宝的蛀牙严重，牙根好像戳到了肉肉里，牙龈红肿怎么办

这是由于残冠、残根及慢性根尖周炎而导致的根尖外露，暴露的牙根刺激持续损伤相对应的黏膜形成局部的溃疡，这种创伤性的溃疡需要及时拔除患牙，去除刺激因素局部消毒抗感染。

40. 宝宝今天去齿科使用了麻药，回家嘴巴肿起来怎么回事

这可能是宝宝在麻药未消退时咬伤了嘴唇导致。幼儿在处理拔牙及牙体治疗时有时需局部应用麻药，而小朋友的自控能力较差，好奇心重，出现麻木感时常常用牙齿咬麻木的部位，家长需在幼儿使用局部麻药后看护幼儿，嘱咐在麻木感消失前，勿要进食，勿要咬麻木的黏膜。若已经出现了咬

伤，需局部应用消炎抗感染药物，保持口腔清洁，避免溃疡的进一步扩大和感染。

41. 宝宝还没有长牙，我们发现他牙龈上有白色的点点怎么回事

这可能是我们俗称的“马牙”，也称“板牙”，医学上叫作“上皮珠”，主要出现在新生儿的上颚中线和/或牙龈边缘位置，表现为直径约2~4毫米的黄白色颗粒，略高出牙龈表面。马牙是一种新生儿期特殊的生理表现，并非疾病。通常不会影响婴儿吃奶及乳牙的萌出，出生数月后可自行脱落，无须特殊处理。

42. 给宝宝刷牙时发现孩子的舌根上有好多小疙瘩，不痛，这是怎么回事

如果宝宝没有感觉到疼痛，是家长偶然发现的，那么大概率是正常的轮廓乳头，这是我们舌头上正常的结构呈排状排列，家长可定期观察，如果出现了不适随时就诊。

43. 孩子总是口腔溃疡怎么办

宝宝出现黏膜上的溃疡一般会在1~2周内自行愈合，但如果溃疡时间过长或疼痛剧烈，反复发作，可能是“复发性阿弗他溃疡”。这种溃疡一般呈现圆形或者椭圆形，边缘发红，中央覆盖有黄白色假膜，部分略有凹陷，目前大多数研究支持的观点为：口腔黏膜免疫失调，导致促炎过程过度或抗炎作用较弱，并可能有遗传易感性，也可能由于维生素（尤其是维生素B_{12}）和矿物质缺乏有关。如果溃疡超过两周没有缓解，疼痛严重影响进食请及时就医。

（孙嘉瞳　杨小慧）

（三）儿童牙齿萌出异常

44. 小朋友长了双排牙齿怎么办

小朋友长了双排牙一般我们称之为乳牙滞留，是指乳牙在应当脱落的时候却未脱落，导致新生的恒牙无法正常生长。具体来说，乳牙滞留有两种情况：一是继承恒牙已经萌出，但乳牙未能按时脱落；二是恒牙未萌出，保留在恒牙列中的乳牙。乳牙滞留可能会占据恒牙萌出的正常位置，导致恒牙异位萌出，进而影响牙列的正常咬合关系。此外，滞留的乳牙或残根还容易导致菌斑滞留、食物嵌塞，增加邻牙患龋齿的风险。因此，为了避免这些问题，建议前往医院拔除滞留的乳牙。

45. 小朋友拔牙后要注意什么

在拔牙后，请让孩子紧紧咬住消毒棉球或止血棉卷，持续 20~30 分钟，以帮助止血。若术后有轻微出血，属正常现象，不必过分惊慌，尽可能咽下唾液，两小时内请勿进食，避免用舌头舔舐或用手触摸伤口，以防出血加剧或感染。24 小时内不要漱口或刷牙，以免加重出血。对于局部浸润麻醉儿童，应注意患儿咬唇、颊等暂时麻木的黏膜产生二次创伤。拔牙后的第一到两天内，建议给孩子提供软食或半流食，如米粥、面条、蒸蛋等。避免辛辣、油腻或坚硬的食物。拔牙后一周，建议带孩子去医院复诊，以便医生检查伤口愈合情况。

46. 什么是多生牙，多生牙必须要拔除吗

多生牙，顾名思义，就是正常牙数之外的牙齿。这些牙齿可能出现在任何位置，但上颌中切牙之间是最常见的区域。多生牙的出现可能与遗传、牙齿发育异常或后天因素有关，它们通常不会自行脱落。多生牙拔除适应证：

（1）影响周围邻牙正常萌出的多生牙：多生牙可能会对邻近牙齿的生长和发育造成干扰，导致牙齿萌出受阻或移位。

（2）正畸需要或妨碍正畸移动牙齿的多生牙：在牙齿矫正过程中，多生牙可能会影响到矫正效果和进程。

（3）引起邻牙间隙甚至导致邻牙牙根吸收的多生牙：多生牙的存在可能

会导致邻牙间隙过大，进而影响牙齿整齐度，严重时可导致邻牙牙根吸收。

（4）造成牙列拥挤，影响面容美观的多生牙：多生牙可能导致牙齿排列不齐，影响美观。

（5）引起牙源性囊肿的多生牙：多生牙有时会引起牙源性囊肿，如含牙囊肿、颌骨囊肿等，需要及时拔除以避免病情恶化。

（6）在鼻腔或上颌窦内萌出并出现相应部位症状的多生牙：这类多生牙可能会引发鼻腔或上颌窦的相关症状，如鼻塞、流涕等，需要拔除以缓解症状。

对于已经萌出多生牙应及时拔除以利于邻近恒牙萌出，对于埋伏多生牙只要儿童能耐受手术也应尽快拔除，部分倒置埋伏多生牙随着生长发育，牙冠向深部移动，后期拔除更加困难。

当多生牙外形近似正常牙齿，牙根长度足够，正常牙齿因多生牙存在产生牙根吸收、弯曲畸形，可拔除正常牙齿保留多生牙作为替代。部分位于深部多生牙暂无病理改变，同时不影响正畸及正常牙齿可暂时保留。但仍需定时前往医院检查摄片，一旦出现病变及时拔除。

47. 为什么有的小宝宝一出生就有牙齿，这种牙齿需要处理吗

诞生牙是指在出生即存在的牙齿。新生牙是在出生一个月内萌出牙齿。基本上新生牙和诞生牙均为早萌乳牙而并非多生牙，新生牙和诞生牙的拔除会造成乳牙缺失但不影响继承恒牙。新生牙及诞生牙通常牙根大部分未发育，必然松动，存在松动脱落及误吸风险。同时舌在新生牙及诞生牙表面频繁伸缩可出现溃疡影响进食，因此一般建议拔除。操作时医生在口内牙齿后面放置一块纱布避免误咽误吸，迅速拔除牙齿，一般无须局部麻

醉。在取出牙冠硬组织后需用挖匙去除残留牙髓以确保不会继续形成硬组织。一般局部操作出血可以控制，术后可立即进食。

48. 牙齿掉了没长要切开助萌吗

儿童个别恒牙推迟萌出通常为上颌中切牙和侧切牙，多是乳牙脱落过早，儿童习惯于牙龈咀嚼，局部牙龈角化增生，牙龈增厚变坚韧，阻碍恒牙萌出。临床检查可见局部牙龈发白隆起可见恒牙外形。医生局部注射麻醉，切开阻生恒牙表面角化牙龈，暴露切缘，牙冠表面稍做分离，局部止血即可。

（王学禹　郑浩凯）

（四）儿童唇腭裂

49. 什么是唇腭裂，发病因素有哪些

唇腭裂是一类最常见的严重的先天性颅面畸形，唇腭裂的形成主要是在怀孕第 4 周到第 10 周期间，由于某些致病因素导致胎儿面部发育障碍。目前医学界认为，以下因素可能与唇腭裂的发生有关：

（1）遗传因素：遗传学研究表明唇、面、腭裂属于多基因遗传性疾病。

（2）感染和损伤：怀孕初期的母亲如感染病毒（如流感、风疹等）或受到某种损伤（尤其是子宫及邻近部位）可能增加唇腭裂的风险。

（3）药物因素：多数药物可通过胎盘进入胚胎，如镇静药、抗癫痫药及激素类药等，均可能导致唇腭裂。

（4）物理因素：环境污染、微波、辐射均可影响胎儿生长发育。

（5）烟酒因素：流行病调查研究表明妊娠早期母体大量吸烟（包括被动吸烟）及酗酒，胎儿唇腭裂发生率升高。

（6）内分泌及营养因素：孕妇缺乏维生素及肾上腺皮质激素分泌异常均可诱发唇腭裂。

50. 唇腭裂患儿如何喂养

（1）奶嘴放置时应朝向完整的唇侧、上腭方向，避免朝向裂开处，以防磨破鼻中隔或鼻腔黏膜造成疼痛。

（2）喂食单侧或双侧完全性唇腭裂宝宝时，可使用矫正牙科医师制作的口内辅助物——阻塞器，以帮助吮吸并避免摩擦腭裂处。

（3）宝宝应抱 45 度或面对面喂食，保持姿势舒适，不要平躺喂奶，以免牛奶流入鼻腔或呛到。

（4）喂奶后可让背部俯卧或侧睡，帮助消化，防止牛奶溢出时不慎呛到。

（5）喂奶的时候控制牛奶流速，以奶瓶倒立时能让奶水一滴接一滴地流的速度为宜。

51. 唇腭裂儿童奶瓶如何选择

患儿家长应选择可挤压的、塑料制的奶瓶，在喂奶时家属可以轻轻挤压有助于奶液进入儿童口腔。选用具有单向阀门的唇腭裂专用奶瓶可以防止奶液反流。奶嘴选择较大、较柔软的，乳胶奶嘴通常比硅胶奶嘴柔软；奶嘴的开口以 Y 形或十字形为佳，当开口受到压迫时，奶嘴口才会打开，宝宝不易呛到。

52. 唇腭裂手术时机

（1）对于单侧唇裂儿童：

最佳手术时间：出生后 3~6 个月，体重 5~6kg 以上。不建议在新生儿期进行手术，以避免因定点不精确而影响手术效果。

（2）对于双侧唇裂儿童：

最佳手术时间：出生后 6 个月左右，条件好的患儿可在 6~8 个月时完成手术。确保在患儿全身状况良好、发育正常、营养状态佳的情况下进行手术。

（3）对于腭裂儿童：最佳手术时间为 8~18 个月，一般建议在 1 岁左右完成。此时进行手术可重建腭部肌肉解剖系统，提高听力及吞咽能力，对学习说话和正常发育有利，术后可开始语言发音训练。

53. 哪些儿童可以开展腭裂语言治疗

（1）术后已获得良好的腭咽闭合功能，否则语音治疗一般是无效的。

（2）患儿能与医生配合，要求在四周岁以上，智商正常，不能合作者不宜接受语音训练，家属可以在家进行一些训练如吹口琴。

（3）语言治疗前需排除中等及以上听力障碍，舌系带过短等因素。

（4）术后 1 个月可以开展语音训练。

（5）术后仍有腭咽闭合不全再次手术困难者，或全身其他因素不能行咽成形术者，可采用发音辅助器人为缩小咽腔再行语音训练纠正不良发音习惯。

54. 腭裂术后如何护理

患儿宜平卧，头侧位或头低位，以方便口内痰液或分泌物流出。患儿完全清醒2~4小时后可喂少量糖水，观察半小时，没有呕吐可进流食，进食量不要过多。流食一般两周，饮食逐渐从流质过渡到半流质，再到普通饮食，过程中要避免过热、辛辣和硬块食物。要注意口腔卫生，患儿进食后要多饮水，可以使用温盐水进行漱口，但避免用力冲洗口腔。避免患儿大声哭闹，将手指，玩具纳入口内导致创口裂开。尽量不要咳嗽和打喷嚏，如有冲动，可用手或纸巾轻柔地遮住口鼻。腭裂缝线任其自然脱落，如发现伤口出血、红肿或有分泌物等异常，应及时向医生报告。常规应用抗生素，可以使用呋麻滴鼻液滴鼻，预防感染，术后2周内不要进行预防接种。

55. 唇裂术后如何护理

唇裂术后患儿应侧卧，头偏向一侧避免误吸。患儿清醒后4小时可进食少量母乳或葡萄糖水，可用滴管或小汤勺喂养，同时避免患儿手抓伤口引起缝线脱落伤口撕裂。创口当日可用敷料覆盖吸除部分分泌物，之后早期暴露，可用少量抗生素软膏局部涂抹。如有分泌物、食物附着可局部轻轻擦拭。口内缝线一般任其自行脱落，不必强行拆除。

（王学禹　郑浩凯）

（五） 儿童口腔感染

56. 什么是流行性腮腺炎，有哪些临床症状

流行性腮腺炎是一种急性，全身性，传染性疾病，病原体为腮腺炎病毒。一年四季都可发病，以冬春季较多，通过飞沫传播，好发于 5~9 岁儿童。潜伏期一般 14~25 天，传染期为腮腺肿大前 6 天至发病后 9 天，一般应隔离 3 周。

流行性腮腺炎早期表现一般为耳下疼痛，以耳垂为中心的腮腺肿大。炎症加重后，整个腮腺区明显肿大，边缘不清晰，局部皮温升高，皮肤紧绷发亮，按压疼痛加重。通常一侧先肿大数日后另一侧也肿大。腮腺导管口无红肿，唾液分泌清亮无脓液溢出。患者可出现发热，食欲下降，头痛等症状。血常规白细胞计数大多正常或稍增加，淋巴细胞比例增加，血淀粉酶有轻至中度升高，尿淀粉酶也升高。通常一次发病终身免疫。

57. 小朋友腮腺反复发炎怎么办

儿童复发性腮腺炎通常是因为腮腺先天性结构异常或者免疫缺陷造成，病因复杂。可见于任何儿童期，5 岁左右最常见，男性多于女性，腮腺常反复肿胀疼痛，年龄越小，越易复发，随着年龄增长，间歇期延长。临床中诊断需和流行性腮腺炎相鉴别，流行性腮腺炎发作时通常双侧同时发生，发热肿胀症状更明显，一般来说儿童复发性腮腺炎可自愈，因此处理上以增强抵抗力，防止继发感染，减少发作为原则。发作时多饮水，按摩腮腺促进排空，常漱口，保持口腔卫生，急性发作时，可用抗生素。临床中明确诊断可使用腮腺造影，其独特的影像表现可作为诊断依据，并且腮腺造影对此疾病也有一定的治疗作用。

58. 小朋友牙齿疼痛脸肿了怎么办

儿童颌面部感染主要来源是牙源性途径，由于颜面部存在较多相互连通筋膜间隙，加之颜面部血液循环丰富，感染易于蔓延。特别是儿童淋巴结发育尚未完善，感染易穿破被膜形成蜂窝织炎。几乎所有口腔感染都是厌氧菌和需氧菌引起的混合感染。炎症急性期局部常表现为红肿热痛，如波及咀嚼肌可伴有张口受限；如位于口底舌根咽旁可有进食吞咽困难，甚至呼吸困难；可伴有畏寒发热头痛等全身症状。通常要保持局部口腔清洁，避免不良刺激，减少局部活动度防止炎症扩散。轻症选择口服吸收完全的抗生素。重症感染、全身症状严重者初次治疗即可静脉给药，并给予支持治疗维持水电解质平衡。如局部炎性病灶形成脓肿应及时切开引流或脓肿已经形成但引流不畅应扩大引流。如全身症状明显者或腐败感染坏死性蜂窝织炎可早期切开,阻止炎症进一步扩散。切口应在脓肿低位便于引流,切口尽量选在愈合后瘢痕隐蔽处,长度以引流通畅为准,一般切至黏膜下或皮下即可。口内常用碘仿纱条或橡皮片引流,口外脓肿可以使用盐水纱条或橡皮片。炎症好转后病灶牙需及时治疗,不能保留者尽早拔除。

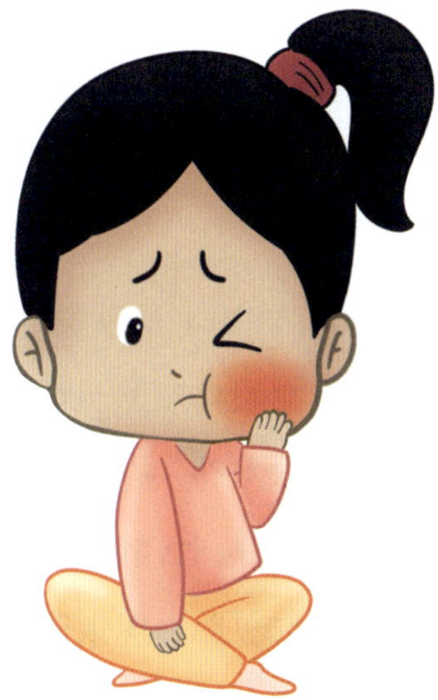

59. 为什么鼻子附近长"痘"不能随便抠

颜面部皮肤毛囊和皮脂腺丰富,单个毛囊和皮脂腺发生浅层组织的急性化脓性炎症,称为"疖"。感染累及多个毛囊和皮脂腺,引起较深层组织的化脓性炎症,称为"痈"。这也就是大家平常所认为的长"痘"。颜面部的静脉瓣膜稀少,从鼻根到两侧口角连线形成的三角区内,一旦发生感染,可引起脑膜炎等严重并发症,又称为"危险三角区",所以在这个位置的"痘",我们小朋友不要自己去抓挠或挤压这个地方,建议到医院由医生进行处理。

60. 长智齿的时候好痛怎么办

智齿冠周炎是指第三磨牙萌出不全或者萌出受阻时,牙冠周围的软组织炎症,是口腔科常见的一种炎症性疾病。原因是第三磨牙萌出不全或者萌出受阻时牙冠被牙龈部分或全部覆盖,构成较深的盲袋,细菌容易滋生,当抵抗力下降时,就可能急性发作。18~25 岁青年常见,发作时磨牙后区肿痛,严重时可能出现张口困难,咀嚼和吞咽时疼痛加剧,可能伴有全身不适,发热、畏寒、头痛等症状,不及时处理可能造成炎症的扩散。智齿冠周炎的急性期处理主要以消炎、镇痛为主。局部可冲洗盲袋,患者应当注意休息,应用抗生素控制感染。急性炎症消退后,根据第三磨牙的具体情况,可以考虑盲袋切除或拔除智齿。

(王学禹　郑浩凯)

（六）儿童口腔外伤

61. 年轻恒牙部分脱位怎么办

牙齿部分脱位是牙齿在牙槽窝内发生了明显位移，部分脱位牙齿应在局部麻醉下进行复位，注意避免对牙周膜及牙槽窝产生二次损伤。侧方移位的牙齿有时需解除唇腭根尖锁结再根方复位。部分脱位牙齿弹性固定2~3 周。侧方移位牙齿需弹性固定 4 周。如存在咬合创伤应使用全牙列殆垫。在此期间，应避免咬硬物，以防影响复位效果。对于嵌入性牙脱位，如果牙齿发育尚未成熟，不可强行拉出复位，以免造成更大的损伤。应在对症治疗后，任其自然萌出。如观察四周无再萌迹象，牙生理动度降低者应及时采取正畸牵引复位。牙根已发育成熟挫入牙齿，挫入较少可观察任其自行萌出。如不能萌出，应在牙齿固连前正畸牵引复位。挫入达 7 毫米以上，应使用拔牙钳复位，弹性固定。牙齿复位后，应定期进行复查，通常术后 1 个月、3 个月、6 个月和 12 个月进行复诊，以检查牙髓状况和复位效果。

62. 年轻恒牙全脱位怎么办

牙全脱位是指牙齿受外力作用而脱离牙槽窝，这种情况通常由外伤导致，如跌倒、撞伤等。如牙齿完全脱位应迅速捡起牙齿，拿起牙冠简单冲洗，可放入牙槽窝内，立刻就医。若不能立即复位，可将患牙放置于舌下、口腔前庭处或盛有牛奶、生理盐水的杯子内，切勿干燥保存，并尽快就医。牙根未发育成熟牙齿如能在一小时内再植，其血管神经存在再生机会。对于牙根发育成熟牙齿，两周内行牙髓摘除术。再植时间是指牙齿离开牙槽窝到植入牙槽窝时间。迅速再植是牙周膜愈合重要因素，时间越短，成功率越高。迅速再植是指五分钟内，延迟8分钟以上成功率下降一半，半小时以上，牙周膜愈合机会极低。牙脱位复位后，应定期进行复查，通常术后1个月、3个月、6个月和12个月进行复诊，以检查牙髓状况和复位效果。

63. 牙齿因摔倒脱出了口腔怎么办

牙脱位是口腔常见的一种牙外伤。对于乳牙的完全脱位，我们在急性期只需要处理创面，妥善止血；4岁以上的患儿，应做缺隙保持；对于恒牙完全脱位的，家长可以使用纯牛奶保存完全脱位的离体牙，及时携带离体牙就医。我们应当在短期内尽快行牙再植，通常30分钟以内效果最佳，随着牙齿离体时间的延长，效果随之减弱，将离体牙重新植入牙槽窝内，与邻牙一起结扎固定3周左右。在拆除固定装置后，我们也需要定期观察牙髓的活力，若出现牙髓坏死等症状，需要及时行根管治疗及修复治疗，以保存牙体。

64. 小朋友嘴巴磕破了要怎么办

小朋友在成长过程磕磕碰碰总是在所难免，口腔颌面部的软组织损伤分为很多种，主要分为两大类：

（1）闭合性损伤：主要为擦伤、挫伤等，对于这类创伤的处理主要是清洗创面、预防感染以及预防血肿的形成。家长在家里可以使用双氧水冲洗创面，之后使用碘伏对创面进行消毒。

（2）开放性损伤：损伤会有明显的裂口或组织的缺损等特点，对于这类创伤，家长在家时可以使用纱布覆盖创面，并及时去医院就医。根据伤口的位置及损伤的特点，我们的处理也不尽相同。对于创面比较整齐的伤口，我们需要及时的清理创面，尽早缝合，关闭创口；对于创面不整齐的伤口，我们需要清创的同时，修整创缘，彻底止血，关闭创面。因为颌面部的解剖特点，其血供丰富，伤口在没有明显感染的情况下，伤后三天都可以进行清创后一期缝合。所以小朋友出现了磕破嘴巴的情况我们一定要冷静处理，必要时可寻求专业的医生或机构的帮助。

65. 舌头咬破了要怎么办

舌体在口腔内其机械运动频繁，加之血供丰富，发生损伤时，我们一般都需要尽快处理。对于舌部的损伤，我们首先需要判断损伤的程度，对于浅表的损伤，且没有活动性出血的创口，我们可以暂行观察，以减缓症状，预防感染为主；而对于有明确裂伤，且出血比较多的创口，请急诊就医，医生会尽早缝合。舌体裂伤的缝合有着其独特的特点，一定要寻求专业医生的帮助。

66. 口腔灼伤如何处理

口腔灼伤好发于 6 月龄至 3 岁儿童，常见于：儿童将通电电器端口放于口内；吸吮咀嚼裸露或绝缘不佳的电线。对于口腔电灼伤儿童首先评估全身症状，仔细检查灼伤范围，控制出血。必要时注射破伤风免疫球蛋白。部分患儿灼伤数周后有自发性出血可能，家属可用纱布在出血部位加压 10 分钟，如持续出血考虑就医治疗。一些严重灼伤患儿需早期使用矫治器防止组织愈合后出现瘢痕挛缩。矫治器要求除吃饭和清洁矫治器时间外 24 小时佩戴，矫治器能否成功取决于患儿依从性。

（王学禹　郑浩凯）

（七）口腔颌面部肿瘤

67. 牙龈上长了个小包要怎么办

儿童牙龈上的增生物我们首先需要明确其性质，一种是因为根尖周炎引起的牙龈瘘管，通常在口内可以找到龋齿，可以通过口腔检查和X线片明确诊断，对于此类疾病，我们根据X线片的影像情况来决定治疗方法。对于乳牙牙根吸收严重或即将更换的乳牙，一般是建议尽早拔除并做好缺隙管理。对于牙根完整的乳牙或者恒牙，建议行牙体牙髓治疗，从而消除根尖炎症，促进瘘管的愈合。另外一种就是牙龈瘤，牙龈瘤主要来源于牙周组织，是一种非真性肿瘤，主要发生在牙龈乳头部。肿块的增大，可能破坏牙槽骨，出现牙齿的松动，一般来说牙龈瘤的治疗主要为手术切除，切除必须彻底，否则容易复发，一般需要将病变涉及的牙齿一起拔除。牙龈瘤通常儿童少见。

68. 嘴唇上的痣需要处理吗

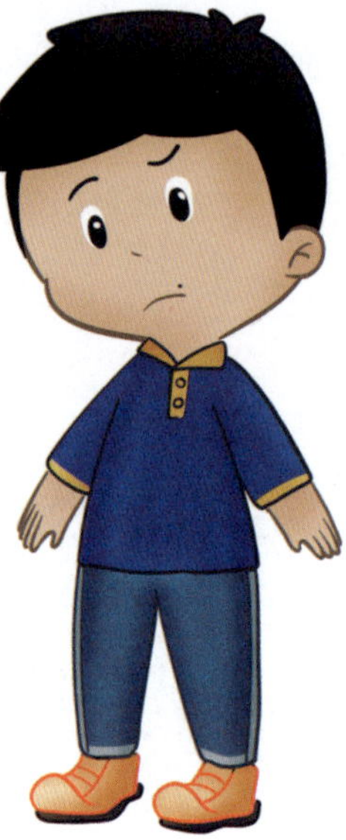

色素痣是口腔常见的一种瘤样病变，其由痣细胞分化形成，根据进入组织深度的不同分为皮内痣、交界痣和复合痣，一般认为，毛痣、雀斑样色素痣属于皮内痣或复合痣，这类痣极少恶变。大部分恶变来自于交界痣，所以对于表面光滑，无明显症状，面积小的色素痣我们可不作处理或手术切除即可，而对于有明显症状，怀疑有恶变的色素痣，我们就需要外科手术一次全部切除送检病理活检。

69. 什么叫含牙囊肿

含牙囊肿是发生在牙冠或者牙根形成以后，在缩余釉上皮与牙冠面之间出现液体渗出而形成的囊肿，因囊肿中常含有牙胚，故而称为含牙囊肿，是口腔常见的牙源性颌骨囊肿之一。初期常无自觉症状，随着生长，骨质向周围膨胀，形成面部畸形。一旦确诊，应及时手术治疗，以免引起邻近牙的移位或缺失，从而造成面部畸形。

70. 婴儿出生后不久面部皮肤上出现紫红色斑块是怎么回事

婴儿出生后不久面部皮肤上出现紫红色斑块常见的原因是血管瘤，大多数发生于面颈部皮肤、皮下组织，可自发性消退。如生长在面部，可导致畸形，也可能影响闭眼、张口运动等。对于婴幼儿的血管瘤应密切观察，若发展迅速时，应及时给予一定的干预治疗。目前常用的治疗方法有外科切除、放射治疗、低温治疗、硬化剂注射等。

（王学禹　郑浩凯）

（八）颞下颌关节问题

71. 下巴脱落，无法闭口怎么办

颞下颌关节脱位是指髁突与关节窝、关节结节或关节盘之间完全分离，不能自行恢复到正常关节窝中的位置，常见的原因例如打呵欠、唱歌、大笑、大张口进食等，由于开口过大，使髁突越过关节结节前方，不能自行回复到闭合的正常位置。临床中急性前脱位为常见一种类型，患者通常无法闭口，前牙开骀，当患者出现急性前脱位，无法自行恢复到正常位置，建议寻求专业的医生通过手法复位，复位后必须要限制下颌的运动，防止出现复发性脱位，通常利用弹性绷带固定下颌 2~3 周。

72. 张嘴时出现“咔塔，咔塔”的响声什么原因

张嘴时出现响声常见的是颞下颌关节紊乱病，颞下颌关节紊乱病是口腔常见病之一。好发于青壮年，近来发病人群向低龄靠近，其原因复杂，由精神因素、社会心理因素、外伤、免疫等多种因素导致的颞下颌关节及咀嚼肌群出现功能结构与器质性改变的一类疾病的总称。常见的症状为张口或咀嚼时疼痛，伴有弹响。此类疾病一般来说具有自限性的特点，其治疗原则以保守治疗为主，急性期可对症处理，以减缓疼痛，改善症状为主，辅以热敷理疗等手段从而消除症状，改善患者颞下颌关节功能。若保守治疗无效，也可考虑手术治疗。

（王学禹　郑浩凯）

（九） 唇舌系带问题

73. 小朋友说话说不清楚应该怎么办

小朋友言语不清晰的原因有很多，比如舌系带过短、语言发育迟缓以及后天的语言训练不到位等，根据不同的原因需要采取不同的措施，口腔最常见的原因就是舌系带过短，常常表现为患儿吮吸或伸舌困难，伸舌时舌尖呈W形。如果是因为舌系带过短造成的说话不清楚，我们就需要尽早安排手术，从而解决因舌系带过短而造成的舌体翘舌和卷舌困难。一般来说最佳手术年龄是在复杂语音形成前，通常是在两周岁以前。语言发育迟缓或者后天的语言训练不到位就需要家长进行合适的引导或训练，如果不知道该如何进行有效合理的引导及训练，必要时建议寻求专业的医生或机构的帮助。

74. 舌系带过短什么年龄手术最好

小朋友语言发育早期是语言学习的关键阶段，1~2 岁是语言的敏感期，2~3 岁是语言的爆发期。所以舌系带成形术应该尽早，建议在两周岁以前完成。一来有利于学习说话，二来孩子年龄越小，创伤也会越小。舌系带成形术后的训练也非常重要，加强口齿训练可以提高手术效果。舌系带成形术必须由专业的医生来完成，相对来说舌下的血供比较丰富，非专业的操作有可能导致舌下出血，引发严重的后果。

75. 唇系带需要剪吗

唇系带是附着于中切牙牙龈和上唇内侧黏膜之间的一条粗纤维带，唇系带附着正常的情况下对于我们是没有影响的，一般来说不需要做处理。对于附着过低的唇系带，或导致中切牙的缝隙变大，这种情况常见于儿童。对于乳牙期的儿童，乳中切牙缝隙过大，可暂时观察。孩子的生长发育过程中会出现替牙间隙，乳中切牙缝隙过大并不一定是因为唇系带造成的，随着乳牙的脱落和恒牙的萌出，唇系带可能会慢慢上移，新生的恒牙间隙可能会自行关闭。如果 9 周岁左右，上前牙区完全萌出后，唇系带位置仍然过低，导致上前牙缝隙过大，则应到医院进行唇系带成形术。

（王学禹　郑浩凯）

（十）儿童口腔正畸问题

76. 儿童吸吮手指需要及时干预吗

一般建议 4~5 岁后的吮指习惯需要进行干预。吮吸手指是儿童最常见的一种口腔习惯，最早可发生在胎儿时期，可能与饥饿、吸吮本能、不安全感及希望被关注等有关。长时间的吸吮手指会影响咬合，影响程度取决于力的持续时间、频率和强度。

吸吮手指是儿童共有的一种自然习惯，从出生到 1 岁的发生率约为 50%~70%，随着年龄增加，发生概率不断降低。在乳牙期，吸吮手指习惯一般不会产生长期的影响，且通常会在 4~5 岁自行停止该不良习惯。所以，一般建议 4~5 岁以后进行干预。但是，需要注意，如果儿童同时伴有其他不良习惯，则建议在 4 岁前来医院口腔科进行进一步诊治。

77. 怎样治疗儿童吸吮手指的不良习惯呢

根据儿童的年龄、不良习惯类型、病因和患儿是否愿意停止这种不良习惯，有以下 4 种治疗方式可供选择：

（1）心理分析方法：通过了解患儿进行这种行为的原因，从根本上解决问题，通常需要与心理专科医生共同会诊治疗。

（2）行为矫正方法：运用刺激-反应奖励原理，该方法是一种旨在强化儿童积极行为的方法。其效果主要取决于儿童的配合程度，包括：提醒疗法和奖励疗法。

（3）采用正畸矫治装置：如果以上方式均不起作用，在儿童同意且配合的情况下，可以就诊口腔正畸专科，由医生进行专业的诊治，佩戴相关矫治器。

（4）各种方法相配合：有不良口腔习惯的儿童，都应该定期医院就诊检查。并且要鼓励儿童积极参与整个治疗过程，治疗成功与否取决于儿童和家长的合作，以及儿童纠正该不良习惯的决心。

78. 婴儿可以使用安抚奶嘴吗

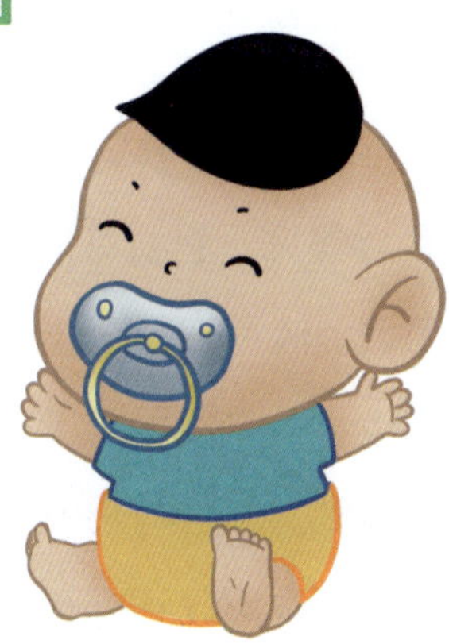

安抚奶嘴的使用目前尚存在较大争议，有研究认为适度的使用安抚奶嘴有助于安抚婴儿情绪、预防婴儿猝死综合征、减轻婴儿疼痛等。不适当或过度的使用安抚奶嘴会对儿童的咬合造成严重的影响，通常会造成前牙的开䏑。一般认为，如果乳尖牙已经形成咬合干扰，就应该采取减少或停止安抚奶嘴的使用。家长应该耐心地给孩子解释安抚奶嘴的危害，大约 90% 的儿童在 5 岁前可以戒除，8 岁之前基本都能停止这种习惯。

79. 孩子有吐舌习惯怎么办

吐舌指在吞咽时舌尖向前伸，放在上下牙之间的位置。需要注意，婴儿在吞咽过程中都会有吐舌习惯。较大儿童或成年人正常吞咽时，牙齿为咬合状态，嘴唇闭合，舌尖抵住前腭部黏膜，吞咽过程中没有明显的口周肌肉收缩。前伸吐舌是最为常见和典型的吐舌类型，正常人每天要吞咽 1 200~2 000 次，每次吞咽大约有 4 磅（约 1.8 千克）的压力，舌头的持续异常压力通常会造成前牙区的开骀。大多数的开骀病例都与吐舌相关，我们应该早发现、早干预，避免错颌畸形加重。

80. 孩子喜欢咬唇怎么办

咬唇的不良习惯多发生在 6~15 岁儿童，女孩较为多见，其中以咬下唇最为常见。起初可能是儿童因为情绪紧张出现咬唇行为，久之则形成咬唇习惯。咬唇习惯分为咬上唇和咬下唇，由于吮咬方式的不同，造成的错颌畸形也有区别。咬下唇时，易造成上门牙前突、下牙内倾，上下牙列间出现较大缝隙，继发前牙深覆合、深覆盖及下颌后缩等。咬上唇时，上门牙受向内的力而内倾、拥挤，而下门牙受向外的力使下颌前伸，常形成前牙反骀。在咬唇习惯初期，我们以说教、提醒方式干预，若已有一些错颌畸形的表现，建议及时就诊口腔科进行治疗。

81. 儿童睡觉时磨牙怎么办

夜磨牙习惯是一种非功能性的咬牙或磨牙，通常在儿童睡眠时发生，是一种潜意识的行为。夜磨牙的确切病因尚不明确，主要包括局部因素、全身因素和心理因素。局部因素理论认为咬合干扰会刺激口周肌肉产生该问题。全身因素包括营养不良、肠道寄生虫、过敏或内分泌失调等。夜磨牙可能造成牙齿的异常磨耗，甚至破坏牙体、牙髓或牙周组织。长期夜磨牙危害较大，患儿的睡眠质量较差，可能伴发记忆力衰退，甚至出现抑郁、焦虑等心理问题。日常生活中，家长可以从以下几个方面进行干预：改善睡眠姿势，注意避免俯卧位或侧卧位；夜磨牙发作时，可对儿童咀嚼肌轻轻按摩 1 分钟，注意不要惊醒患儿；其次，加强儿童身体健康、安抚紧张情绪等对夜磨牙的治疗也有帮助。如果患儿已出现较长时间的夜磨牙现象，我们还是建议带患儿到专业的口腔科进行治疗。

82. 儿童有口呼吸习惯，会不会影响颜值

口呼吸指通过口腔进行呼吸，长期的口呼吸习惯会导致儿童颅面生长发育的异常。临床主要表现有：开唇露齿，上颌前突，下颌后缩，上颌牙弓狭窄，腭盖高拱，形成开𬌗或长面畸形。口呼吸最常见的原因是鼻炎、腺样体

肿大和扁桃体肿大引起的气道阻塞。早期发现是阻断性治疗的重要一步，儿童长期的口呼吸不仅会影响颌面部生长和咬合，更会影响全身的生长发育情况。家长需要注意，张口呼吸不等于口呼吸，需要在医生帮助下进行诊断，更不可自行使用闭口贴纠正口呼吸习惯，否则可能会导致孩子呼吸困难。

83. 婴儿正常的长牙顺序是什么

婴儿一般在 6 月龄时萌出第一颗乳牙，直到 2.5~3 周岁时萌出最后一颗乳磨牙。乳牙一般的萌出顺序是：下切牙、上切牙、下侧切牙、上侧切牙、第一乳磨牙、乳尖牙、下颌第二乳磨牙、上颌第二乳磨牙。乳牙萌出的时间有一定的变异性，但是萌出顺序比较稳定。

84. 孩子正常的换牙顺序是什么

经常有家长担心自家孩子换牙太早或太晚是不是不正常。研究认为，无论乳牙还是恒牙，其萌出时间都呈正态分布的规律，大多数孩子都是 6 岁长第一颗恒牙，持续到 12 岁完成初期恒牙的建𬌗，少数人早于或晚于这个时间，存在一定的个体或种族差异。一般来讲，牙齿萌出顺序的正确性比萌出时间更重要。恒牙萌出顺序一般为：上颌：第一磨牙、中切牙、侧切牙、第一前磨牙、第二前磨牙、尖牙、第二磨牙；下颌：第一磨牙、中切牙、侧切牙、尖牙、第一前磨牙、第二前磨牙、第二磨牙；或为：上颌：第一磨牙、中切牙、侧切牙、第一前磨牙、尖牙、第二前磨牙、第二磨牙；下颌：第一磨牙、中切牙、侧切牙、第一前磨牙、尖牙、第二前磨牙、第二磨牙。大部分的儿童符合以上替牙规律，需要注意，萌出顺序上的差异可能会导致错殆畸形。

85. 为什么现在孩子牙齿越来越不整齐

造成牙齿不齐的因素和机制错综复杂，是多种因素共同作用的结果。从种族演化的角度来看，从古人类到现代人，错颌畸形从无到有，发病率从低到高。错颌畸形的根本原因在于生活环境的变化，如下：首先，人类演化过程中从爬到走，直立行走后身体重心发生改变，为适应头部平衡，颌骨逐渐退化缩小，而颅骨脑容量逐渐扩大。在人类进化历程中，火及各种工具的使用，食物由生到熟、由粗到细、由硬到软，颌面部咀嚼器官在不断退化，颌骨在不断缩小，而我们的牙齿数量没有明显减少，导致颌骨无法容纳所有牙齿，牙量、骨量的不调导致错颌畸形的发生。

86. 孩子养育过程中有哪些预防“牙齿不齐”的措施

“牙齿矫正”正在成为压在现代父母身上的“一座大山”，很多家长都为之劳力伤财。那日常生活中我们是否有预防措施呢？我们需要从以下几个方面着手：

（1）关注孕妇的身心健康，除健康饮食外，还应避免孕期患发热性疾病、放射线过量照射等。

（2）婴幼儿时期：提倡母乳喂养，注意喂养姿势的正确性：为 45° 斜卧或半卧位；防止婴儿头部长期一种睡眠姿势致头颅变形而影响颌面部正常发育；尽早破除婴儿吮指、咬唇等不良习惯。

（3）儿童时期：合理饮食：在营养均衡、适量的基础上，注意摄入些一定硬度食物；防止龋病：养成良好的口腔卫生习惯，发现龋齿及时治疗；关注上气道健康：关注鼻炎、腺样体肿大、扁桃体肿大等疾病。

（4）保证儿童心理健康：家长给予儿童充足的关爱和安全感，使孩子在愉悦的环境中健康成长。儿童“牙齿不齐”与其各个生长阶段息息相关，家长应定期检查孩子全身及局部不良因素并及时去除，使儿童牙、颌、面协调发育。

87. 孩子门牙有缝需要马上治疗吗

儿童在 6 岁后进入换牙期，经常观察到上颌门牙间有缝隙，我们称之为正中牙间隙。在上门牙替换期间，一般小于 3 毫米的正中间隙属于正常现象，这部分间隙通常由侧切牙和尖牙在萌出过程中的近中倾斜所关闭。正中牙间隙的病因有很多，常见原因有上唇系带附着异常、侧切牙缺失、侧切牙过小畸形、上颌正中多生牙及口腔不良习惯等。是否马上进行干预治疗，取决于正中牙间隙的病因，所以需要专业的口腔医生检查，而后针对病因进行治疗。

88. 孩子乳牙“地包天”需要早期治疗吗

是的。前牙反殆，俗称“地包天”，是指患儿咬合时下前牙咬在上前牙唇侧。常见病因有遗传因素和不良的喂养姿势。遗传因素我们可以看作是不可抗力，很难避免。在婴幼儿时期，我们提倡喂养姿势为 45 度斜卧或半卧位。乳牙反殆使下颌长期处于前伸状态，若不及时干预，可能导致上颌骨发育受限，而下颌骨过度向前生长，可能演变为骨性畸形，前牙反颌会影响患儿颜面美观及功能，同时对患儿造成严重心理负担。乳前牙反殆的最佳治疗时机是 3~5 岁，疗程一般为 3~6 个月，此时患儿可配合检查及接受佩戴矫治器。前牙反殆的治疗是一场“马拉松”，我们秉持的原则是早期干预、长期观察，通常要持续关注到 18 岁生长发育结束后，此时，我们可最终判断患儿骨面型的类型和是否需要进一步正颌手术干预。

89. 孩子正在矫正牙齿，有哪些注意事项

（1）保持口腔卫生：目前推荐改良巴氏刷牙法，针对戴金属“牙套”的患儿，我们建议分别清洁“牙套”上下部位，最好每日三餐后都刷牙。若戴用的是活动矫治器，我们建议进食后及时清洁矫治器并刷牙。

（2）勿进食过硬的食物：过硬的食物如牛肉干、坚果、鸡爪等，极易导致矫治器脱落，增加就诊次数，延长治疗周期。在进食肉食时，我们通常建议将骨质剔除，并尽量食用软烂的肉食。

（3）遵嘱复诊：按照和医生约定好的时间，按时复诊，及时进行弓丝的更

换或加力操作。

（4）按要求佩戴保持器：正畸界有句俗话："三分矫正，七分保持"，佩戴保持器也是整个矫治过程的关键一环。保持器有损坏要及时复诊更换或调整，以免影响保持效果，从而产生反弹的问题。最好是定期找医生复查。

90. 正畸的孩子在家如何应对突发情况

儿童是正畸的主力军，很多孩子并不能完全听从医嘱，正畸过程中的各种意外情况也是层出不穷。那么，在遇到问题而不能马上找医生复诊处理时，我们在家应如何应急处理呢？

（1）钢丝或结扎丝脱出、扎嘴：使用正畸保护蜡或口香糖贴在扎嘴的位置，或使用筷子头抵住钢丝或结扎丝弯向牙面，以减轻扎嘴的伤害。

（2）托槽松动或脱落：使用正畸保护蜡保护口腔黏膜，避免损伤；若脱落的钢丝位于末端，可以使用钢丝钳连同钢丝一同去除，并及时与医生预约时间处理。

91. 牙齿矫正一定要拔牙吗

不一定，一般基本原则是能不拔尽量不拔，能少拔尽量少拔。拔牙，是牙齿矫正永远避不开的问题，也是很多家长最为关心的话题。拔牙的目的是获得矫正的间隙，协调牙量和骨量的不协调，使牙齿长在正确的位置上，是达到美观和长期稳定性的必备要素。一般来说，牙齿拥挤、前突的病例通常需要拔牙，而拥挤度不大且面型尚可的病例拔牙概率就会降低。但是，家长也不必过分担心，正畸拔牙一般拔的是前磨牙，它位于前牙和磨牙之间，拔除后对美观和功能不会产生很大影响。随着正畸技术的不断发展，部分临界病例不拔牙也能做到比较好的效果。最后，家长不必过分焦虑，尽量听取专业正畸医生的建议。

92. 孩子乳牙越来越稀疏需要治疗吗

不需要治疗。有些家长发现，原本孩子乳牙很整齐，但是长着长着发现门牙变得稀疏、有缝隙了。乳牙列在形成后，颌骨也在不断地生长发育。3~6岁，由于生长发育，前牙区通常出现间隙，我们一般称之为生长间隙。另外，在上颌乳尖牙的近中和下颌乳尖牙的远中出现间隙，一般称之为灵长间隙，这是灵长类动物的特征。我们都知道更替的恒牙通常比对应乳牙体积大，所以出现间隙对后续恒牙的替换是有好处的。

93. 乳牙深覆殆需要治疗吗

深覆殆通俗地讲就是上颌门牙盖住下颌门牙超过切端1/3以上。乳牙期的深覆殆属于正常乳牙特征之一，家长不要过度紧张，一般不需要治疗。替牙期的儿童如果咬合比较深，也是正常的，这是由于后牙萌出高度暂时不足导致的，因此，在替牙期，单纯的深覆殆也不需要纠正。当孩子12岁以后，牙齿基本替换完成，如果此时确有深覆殆问题，就需要进行治疗。需要注意，如果深覆殆合并其他不良习惯或有咬合创伤，建议及时到正规的医院就诊。

94. 孩子"丑小鸭"阶段需要矫正牙齿吗

"宝宝没换牙前牙齿都很整齐，为什么换完门牙后这么难看"，经常会有家长在门诊抱怨。其实，这个阶段我们称之为"丑小鸭阶段"，一般指 6~12 岁，乳牙和恒牙共存的阶段。替牙早期的"丑小鸭"表现包括门牙的外翻、间隙，这是由于侧切牙牙胚对门牙牙根挤压导致，随着牙齿的萌出，这种现象会自行纠正。需要注意，如果牙齿外翻超过 45 度、门牙间隙过大、上下门牙有咬合创伤或抑制下颌向前发育，则有可能需要早期干预。

95. 牙齿矫正后一定要戴保持器吗

绝大多数错颌畸形正畸治疗后均需要佩戴保持器。牙齿矫治后有复发的趋势，保持器是防止复发的手段，是牙齿矫正治疗的一部分。矫正后需要保持的原因如下：牙齿有退回到原先位置的倾向；矫治后牙周及骨组织的改建、稳定需要一定的时间；牙齿咬合尚不稳定；可能存在口腔不良习惯；智齿的萌出等。在戴用保持器期间，需要遵医嘱定期复查。

（何　东）

五

咽喉头颈气管疾病篇

（一）睡眠打呼噜

1. 宝宝睡眠张口呼吸危害大吗

在我们耳鼻喉科门诊上，经常会遇到一些“焦虑”的家长带着小朋友过来咨询，“医生，您看一下，他（她）这个面容是‘腺样体面容’吗？小时候不是这样的啊！这两年，换过牙之后，就变丑了，牙齿也往前突了！”，其实，这个问题也是因为在小朋友幼儿时期可能存在一些“上气道阻塞”问题所导致的阻塞性睡眠呼吸暂停低通气综合征（obstructive sleep apnea hypopnea syndrome，OSAHS）引起的，在儿童的生长发育过程中，逐渐出现的睡眠打鼾、张口呼吸、憋气等症状，没有得到及时有效地治疗和控制！特别是在儿童换牙期，是儿童上颌骨及口腔牙齿发育的关键时期，由于长期的张口呼吸，牙齿咬合不齐，而出现的上切牙前突、腭弓高耸等表现。

2. 小朋友睡眠打呼噜、张口呼吸有哪些原因呢

在我们临床工作中发现，阻塞性睡眠呼吸暂停低通气综合征的发生是因为上气道的通气不足，即上气道任何部位的狭窄或堵塞，包括鼻腔、咽喉部的病变、口腔病变、先天性颌面部发育畸形、儿童肥胖等。

（1）鼻腔及鼻咽部狭窄：包括慢性鼻炎（感染性、过敏性）、鼻中隔偏曲、鼻甲肥大、鼻息肉、后鼻孔闭锁及鼻腔肿物、腺样体肥大等。其中腺样体肥大是小儿最常见的阻塞性原因。

（2）口咽部狭窄：常见的如扁桃体肥大，软腭肥厚，咽侧壁肥厚，舌根肥厚，舌根后缩等均可引起该部位的狭窄。

（3）喉部狭窄：先天性喉软骨软化、喉蹼、气管闭锁等，但较为少见。

（4）先天性疾病及发育畸形：如小颌畸形、颅一面畸形、舌根囊肿或异位甲状腺、鼻咽闭锁、软骨发育不全性侏儒、黏多糖病、颈椎畸形等，均可引起阻塞性睡眠呼吸暂停现象。

（5）肥胖，应用镇静药物治疗，饮酒等，此外遗传因素可使小儿 OSAHS 的发生概率增加。

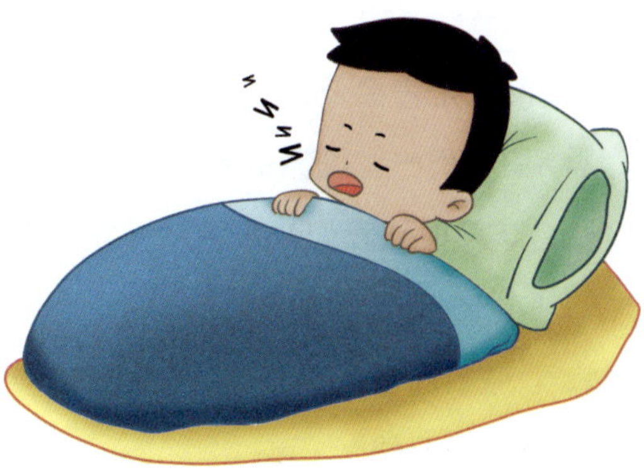

3. 当遇到儿童睡眠问题，如何选择合适的治疗方法呢

在日常生活中，当我们发现自家的宝贝出现睡眠打呼噜、张口呼吸等睡眠问题时，我们可以先通过以下几个方面来解决这些问题。

（1）调整睡眠姿势：仰卧位的时候，舌根后坠而鼾声加重，此时翻身侧卧或者俯卧位可以使呼吸改善。

（2）药物治疗：鼻炎、鼻窦炎、扁桃体炎发作的时候，因为黏膜及腺体的肿胀造成鼾声加重，此时药物治疗可以改善症状。有一部分小朋友就是在呼吸道感染后出现，平时并无症状。

（3）减肥疗法：咽部脂肪的沉积造成气道狭窄，从而影响通气形成鼾声。减肥控制体重以后鼾声可以得到缓解。

（4）佩戴呼吸机：持续正压呼吸机是一个小型的空气压缩机，通过软管与鼻面罩相连接，将空气压入气道。缺点很明显：睡眠时就要佩戴，比较麻烦，但是对于中枢性的阻塞性睡眠呼吸暂停低通气综合征，非常适合。

（5）手术治疗：鼻中隔偏曲矫正术、鼻息肉切除术、扁桃体切除术、腺样体切除术、悬雍垂腭咽成形术、会厌囊肿切除术、舌体减容术、下颌骨前徙术等。

那么哪些儿童睡眠问题是需要及时就医检查呢？其实，很多细心的宝爸宝妈们经常会发现小朋友们一些细微的睡眠问题，当我们遇到小朋友们有以下的睡眠问题时，应该及时到我们儿童医院耳鼻喉科门诊来检查就诊。其中包括：

（1）睡眠打鼾、憋气、张口呼吸及暂停。

（2）夜间反复发作哮喘或反酸。

（3）发作性睡病，表现为嗜睡，发作性猝倒、睡瘫，入睡幻觉。

（4）失眠症，入睡和睡眠维持困难，夜晚睡觉多梦、容易惊醒。

（5）睡眠相关性磨牙、尿床、说梦话，不宁腿综合征。

（6）孩子脾气暴躁、多动、注意力不集中，记忆力下降。

（7）睡行症（俗称梦游），是睡眠期间发生的非自主躯体行为。

4. 所有的睡眠打鼾都是病吗

随着医学知识的普及，越来越多的家长逐渐意识到睡眠打鼾是一种不正常的现象，不仅影响美观（腺样体面容），还会影响生长发育、智力、学习成绩等问题。

鼾声是睡眠期间上呼吸道气流冲击鼻咽至会厌之间的黏膜引起震动而产生的，一般来讲，响度在60分贝以下的鼾声往往属于正常现象，并非疾病。当鼾声超过60分贝的时候妨碍上呼吸道呼吸气流的通过，影响他人时，才称为鼾症，属于疾病。

鼾症较轻者，并不会引起缺氧；当出现憋气的情况时，会伴有不同程度的缺氧，此时才会造成一系列不良影响。此种鼾症等同于阻塞性睡眠呼吸暂停低通气综合征（OSAHS）。

不是所有的睡眠打鼾都用药物保守治疗，更不是所有的睡眠打鼾都手术治疗。所有的治疗方案都是在利弊之间权衡，只有利大于弊的时候，我们才会选择是手术治疗，还是药物保守治疗，甚至是仅仅回家观察随访。中华医学会耳鼻咽喉科学分会及中华耳鼻咽喉科杂志编委会于2002年对阻塞性睡眠呼吸暂停低通气综合征的定义如下：睡眠时上气道塌陷阻塞引起的呼吸暂停和通气不足、伴有打鼾、睡眠结构紊乱、频繁发生血氧饱和度下降、白天嗜睡等病症。这些情况需要用到多导睡眠监测（polysomnography，PSG）来判定了。多导睡眠监测可以监测脑电、肌电、眼动、心电、呼吸运动、气流变化、血氧饱和度等参数，从而对阻塞性睡眠呼吸暂停低通气综合征的类型及严重程度作出判定。而且，儿童不同于成人，依从性总是比成人差些，如果能像成人那样在家使用便携式睡眠监测仪，可能会出现导联脱落导致数据不准确。所以儿童睡眠监测都是在医院完成，以确保数据的精确无误。

（贾广彪　赵兴贺　窦训武）

（二）扁桃体肥大

5. 扁桃体肥大到底需不需要治疗

扁桃体肥大的患儿还是比较多见的，很多家长看到患儿口咽部的两个肥大的扁桃体总是认为是发炎了，其实不然，大部分患儿的扁桃体都处于生理性肥大的阶段，随着年龄的增长，部分患儿的扁桃体会发生萎缩，但仍有一部分患儿在成年以后扁桃体依然存在。

究竟什么情况下需要治疗呢？当患儿出现咽痛、发热、扁桃体化脓等情况时，说明扁桃体出现急性炎症了，这种情况是需要积极的抗感染治疗的；而当扁桃体反复发炎（连续 1 年，每年 7 次以上；连续 2 年，每年 5 次以上；连续 3 年，每年 3 次以上）、上呼吸道梗阻打鼾、有过扁桃体周围炎或脓肿以及引起全身疾病成为病灶性扁桃体时都是需要进行手术切除治疗的；

至于平时无明显发炎，也不打鼾，只是单纯性的生理性肥大，不需要治疗，家长们不必过于焦虑。

很多家长对如何选择合适的治疗方法而苦恼！我们可以从以下几个方面来处理：首先，如果扁桃体肥大是由于感染引起的，可以通过抗生素治疗来减轻症状和缩小扁桃体。但需要注意的是，抗生素的使用应遵医嘱，并完成整个疗程以避免细菌产生耐药性。在急性发作期，可以使用口腔含漱液或含漱消炎药物可以减轻扁桃体炎症，缓解症状。在日常生活中，通过吃均衡饮食、多摄取营养物质、戒烟戒酒、避免嗓子过度用力等方式来增强机体抵抗力，有助于减轻扁桃体肥大的症状。而对于扁桃体肥大严重且影响日常生活和睡眠质量的患者，或者扁桃体反复发炎导致重大脏器疾病的患者，可能需要进行扁桃体切除术。手术可以通过传统手术或激光手术进行，但需注意手术可能存在的风险。

综上所述，扁桃体肥大是否需要治疗取决于其症状、影响程度以及病理机制。对于轻微肥大且无症状的患者，可以定期复查并观察病情变化；而对于伴随明显症状或影响日常生活的患者，则可能需要医疗干预。治疗方法包括药物治疗、局部抗感染治疗、改善生活习惯以及手术治疗等，具体治疗方案应根据患者的具体情况由医生制定。

6. 扁桃体切除选择部分切还是全切

对于扁桃体肥大的患儿，扁桃体切除可以有效解决因扁桃体肥大引起长期的打呼噜、张口呼吸、憋醒等症状。如果保守治疗未见明显效果，且症状在逐渐加重，经耳鼻喉医生评估确需做手术的患儿，应该早期手术治疗。

部分切与全切的不同点是什么?

首先，扁桃体全切术也称为“囊外扁桃体切除术”，优点：完全地切除扁桃体，基本不存在复发可能。不足：切除时相对更容易激惹到血管和神经，引起术后疼痛和出血。

其次，扁桃体部分切除也叫“扁桃体囊内切除术”，优点：保留了扁桃体间隙部分的组织，减少疼痛和出血的风险；尽可能多地切除扁桃体腺体实质，降低了复发的概率。缺点：反复上呼吸道感染的患儿，有扁桃体再次肥大，二次手术的可能；反复扁桃体发炎或病灶性扁桃体部分切除后，仍然会有反复发炎和并发症的出现。

手术方式的选择：

通常，如果扁桃体反复发炎的儿童或成人，我们会更建议做扁桃体切除术，因为部分切除仍会有反复发炎的可能性，所以彻底地切除更好。

如果是单纯性的扁桃体和腺样体的肥大儿童，没有反复发炎的病史，扁桃体隐窝内也没有大量脓栓（所谓的扁桃体结石）的存在，尤其是 3 岁以内的小年龄儿童，可以选择做扁桃体部分切除术，有扁桃体再次肥大需进行二次手术的可能。

对于最终手术术式的选择，必须经过专科医生对儿童年龄、病情和病史评估，同时结合家属的手术意愿综合考虑。根据病情的不同选择恰当的治疗方式，才是治疗扁桃体疾病的关键。

7. 扁桃体切除术后护理有什么注意事项

扁桃体、腺样体手术是我们耳鼻喉科常见手术之一，关于术后患者护理，为大家详细讲解一下，扁桃体腺样体切除术后患者应注意的事项：

全麻手术术后 6 小时可以喝水、进食。术后短期内流食或是半流食，待伤口恢复仍需软食 2 周，可选择冷牛奶、冰淇淋、凉肉汤这类食物，然后逐渐过渡到稀烂的粥、软烂的面条等。同时避免用吸管进食。

术后痰多：可以轻轻吐出，避免剧烈咳嗽、擤鼻、用力吞咽。

术后咽部疼痛、发音含糊不清：是扁桃体切除引起的，严重的患者甚至会有双耳疼痛。若疼痛剧烈，可加用止痛药。

预防伤口感染，术后低热体温一般不超过38℃，无须特别处理。如果高热、疼痛引起较重不适感，可加用美林止痛，头孢抗感染，严重者可补液抗感染治疗。

腺样体切除术后儿童会鼻塞、流涕增多，可予内舒拿喷鼻缓解，也可购买"达芬霖"喷鼻剂，鼻塞时使用一周。

术后1周内由于伤口水肿，呼噜声可能会较术前加重，是正常现象，随着伤口水肿消退，呼噜声会减少。

术后儿童可能还会出现睡眠张口呼吸，原因可能是术后伤口水肿引起通气不畅，或者是习惯性张口。可以在术后2~3周伤口水肿消退后，自行购买下颌绷带矫正儿童睡眠张口呼吸。

术后有少量血丝痰、鼻腔少量淡血丝属正常现象。术后出血高峰期为术后24小时内和术后1周，这两个时间段尤其注意减少咳嗽、恰当进食食物、避免剧烈运动。当口腔少量出血时请含冰水，冰敷同侧颈部，暂缓进食，病情平稳后逐渐从冷流质食物过渡到凉半流质。若出血量大且持续，请马上采取坐位(勿平躺)，及时就诊。

保持口腔卫生，饭后用派发的漱口水漱口。

术后悬雍垂("小舌头")可能会肿胀，可引起异物感，影响吞咽。待水肿消退症状即可消失。肿胀严重影响呼吸及吞咽的患儿，可以加用激素雾化或者补液。

扁桃体切除术后刚开始进食可能会呛到食物，尤其是汤水等，吞咽时容易反流到鼻子，这属于正常现象。待伤口水肿消退，吞咽功能恢复，鼻咽反流可改善、消失。

术后出血常见原因：术后一周内出血大多与术后伤口感染、发热，伤口愈合不佳有关；术后十天左右出血，大多与脱膜期进食不当及剧烈运动有关。

伤口完全愈合需 2~3 周，期间避免剧烈活动，软食，完全脱膜后可恢复饮食及运动。

（杨素娜　赵兴贺　窦训武）

（三）腺样体肥大

8. 儿童腺样体肥大，认识的几个误区

当细菌、病毒等病原体入侵时腺样体就会自动“变大”（充血、肿胀），炎症消退后腺样体通常就会逐渐恢复原貌。如果炎症治愈之后腺样体仍不能缩到原来的大小，肥大的腺样体就会堵塞后鼻孔和口咽腔，患儿出现打鼾，张口呼吸，甚至憋气，导致缺氧及腺样体面容，同时腺样体肥大患儿常并发扁桃体肥大、中耳炎、鼻窦炎、鼻甲肥大及过敏性鼻炎，从而导致上呼吸道炎症性疾病迁延难愈。因此腺样体肥大患儿需要及时地治疗。

常见的腺样体肥大的认识误区：

误区一：孩子大了，腺样体也会自行萎缩，不需要治疗。腺样体在出生后随着年龄逐渐增大，2~6 岁为增殖旺盛期，6~7 岁到达最大值，以后逐渐退化，10 岁以后开始萎缩，孩子到青春期后，腺样体确实可能会自行萎缩。但是，这个退化萎缩的过程比较长，而这时期正是儿童生长发育的关键期，长期的打呼噜、张口呼吸，甚至缺氧，会对患儿外貌、身高和生长发育造成难以逆转的影响！所以，对于药物保守治疗无效有手术指征的患儿，建议要及早做腺样体手术，手术的最佳年龄为 3~7 岁，黄金时间在 4 周岁前后。对

1~3 岁，严重影响孩子睡眠的，也应该尽早接受手术治疗。

误区二：腺样体切除术对人体创伤大，患儿比较痛苦。近年来普遍采用内镜下微创手术，术中出血少，术后无疼痛，手术时间只需 5~10 分钟，是真正的“微创手术”。不影响第二天的学习和生活，不需要特别的休养。

误区三：麻醉会影响大脑，甚至智力发育不全。麻醉药物对孩子的影响只局限在麻醉期间和苏醒后的数小时之内，通常只表现为轻微的胃肠道反应和精神疲软。随着麻醉药物的代谢排出，此后不再对身体有任何影响，更不会对智力有影响。反而是，长期的打呼缺氧，会严重影响大脑发育。而且，腺样体手术时间比较短，麻醉用药相对简单，只要是在正规的麻醉操作下，家长就不必担心。

误区四：腺样体切除后不会复发。现在的内镜下直观的腺样体彻底手术切除后，腺样体复发罕见。腺样体复发和患儿体质有关，3 岁以内小年龄患儿、抵抗力差反复上呼吸道感染的患儿、合并过敏体质的患儿术后有一定的复发概率。

9. 腺样体肥大的个体化治疗方案是什么

对于病程不长的患儿，可以采取保守治疗，具体方案为：鼻喷激素 3 个月+顺尔宁 3 个月。①急性感染期合并鼻窦炎的患儿，需要同时治疗鼻窦炎，应用抗生素（头孢/阿莫西林克拉维酸钾/克拉霉素等）及黏液促排剂（欧龙马/切诺等）。②合并过敏性鼻炎的患儿，需要适当应用抗过敏类药物（氯雷他定/西替利嗪等）。

治疗过程中，可以阶段性评估患儿的治疗效果，适时调整用药方案，对于治疗失败的患儿，比如：鼻塞、打鼾、憋气等临床症状无改善甚至加重，腺样体肥大程度无明显减轻；或者合并有分泌性中耳炎，积液不吸收甚至听力下降；反复发作的鼻窦炎，药物难以控制；或者不能坚持用药的患儿，需要进行手术治疗。

对于采用药物保守治疗效果不佳的小朋友而言，应该及时评估手术方案及合适手术时机。腺样体切除需要在全身麻醉下进行，目前广泛采用的是鼻内镜下微创治疗，手术时间5~10分钟，术后出血概率极低，术后无痛感，不影响术后的进食及日常生活。

单纯腺样体肥大的患儿可采用单纯腺样体切除术。手术方式有：传统手术刮除，动力系统，低温等离子射频消融腺样体刮除术。传统刮除手术，由于出血量大，术后复发概率高等缺点，已经逐渐被淘汰。目前广泛采用的是鼻内镜下动力系统和低温等离子射频消融术。

伴有分泌性中耳炎的患儿，药物保守治疗无好转，可采用腺样体切除术+鼓室置管术。

伴有扁桃体肥大或者反复扁桃体发炎的患儿，可以采用腺样体切除术+扁桃体切除术。

伴有慢性鼻窦炎（不伴鼻息肉），药物治疗效果不佳，或者反复发作的患儿，可以采用腺样体切除术+鼻窦球囊扩张术，对于慢性鼻窦炎有鼻息肉的患儿则需要在腺样体切除的同时，进行鼻内镜下息肉切除及鼻窦开放术。合并下鼻甲肥大明显的患儿，可以同时行下鼻甲消融或者黏膜下部分切除。

伴有鼻中隔偏曲的大年龄儿童，可以在腺样体切除的同时，进行鼻内镜下鼻中隔矫正术。

（杨素娜　窦训武）

（四）咽喉问题

10. 鱼刺卡到喉咙了怎么办

在享受美食的过程中，有时会遇到一些意外情况，比如鱼刺卡喉。这种情况在日常生活中并不罕见，处理不当可能会带来严重的后果。因此，了解鱼刺卡喉的应急处理方法显得尤为重要。

自行处理的方法：要检查喉咙处鱼刺的位置，可以利用家中的筷子、牙刷等，放在舌头前部 2/3 处，轻轻压住舌头后用手电筒照亮喉咙部位，观察喉咙处是否出现鱼刺，如果扁桃体非常肥大，通常情况下鱼刺会直接卡在扁桃体上。

如果一时难以看到鱼刺，可以让被卡者发出"啊"的声音，观察扁桃体周围是否有鱼刺。如果刺扎得不深或者鱼刺较小，可以使用镊子或者筷子轻轻夹出来。如果不能夹出或者不能明确看到鱼刺时，可以做出咳嗽或者呕吐动作，仍不能有效缓解症状，则需就医。

不能自行处理者，需要及时就医。常见的处理方法有以下几种：常规方法：口咽部异物往往不需要麻醉，医师确诊后可以用镊子夹出。这种异物取出法需要患者很好地配合，而且患者的咽部反射不太敏感，才能够顺利实施。

而对于咽部敏感者，患者配合欠佳，咽部暴露不明显的患者，需要电子喉镜下异物取出术。先给患者表面麻醉，让患者平卧于检查床，术者将软管镜插入鼻孔，经鼻咽部到达喉咽部，异物钳接近异物并夹住异物，电子喉镜及异物钳连同异物一并慢慢退出，即完成异物取出。

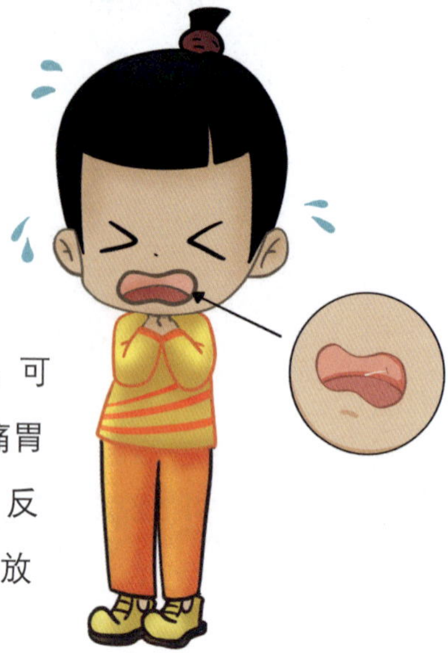

一旦异物越过喉咽部进入食管甚至胃内，则需要电子胃镜下食管异物取出术。可以在表面麻醉下完成，也可以通过全麻无痛胃镜下实施，其适应证是异物尚未穿破食管。反之则需要硬质食管镜下异物取出术，甚至开放颈部或胸部，从腔外取出异物。

11. 小朋友出现嗓音嘶哑，该怎么办呢

声音，是我们每个人与外界相沟通、交流的媒介，而且美妙的声音还会给人愉悦的感觉！有的人声音洪亮，声如洪钟；有的人声音低沉，如喃喃细语，“未见其人，先闻其声”，都说明了我们每个人的声色是不同的！可是，有时候经常遇到一些小朋友突然出现声音嘶哑，或者长时间出现音调减低、声嘶等症状，焦急的妈妈们总是不知所措。今天，我们就为大家来详细地讲解一下吧。

事实上，声音是由喉部的声带发出的。呼吸时，两条声带是分开的，当两条声带拉紧、中间的空隙缩小时，从肺部呼出的气流振动了声带，就发出了声音。气流从气管和肺冲出，不断冲击声带，引起振动而发声，在喉内肌肉协调作用的支配下，使声门裂受到有规律性的控制，发出美妙的声音。而

且声带的长短、松紧和声门裂的大小，都可能影响声调高低。一般，男性声带长而宽，女性声带短而狭，所以女孩们的声调听起来高一些。一般从 14 岁开始，每个人会经历一次变声的过程，持续半年左右。

声音嘶哑俗称哑嗓子。就是嗓音变粗、沙哑，甚至说不出话来。造成儿童声音嘶哑的原因很多，有的小儿因鼻塞，扁桃体肥大，腺样体肥大，经常张口呼吸使咽喉黏膜干燥；反复咳嗽增加喉肌疲劳，声音嘶哑；大多数小儿是因为用嗓过多，大声喊叫，受哭，唱歌，超过儿童声域，导致声音嘶哑。一旦出现声音嘶哑，不容忽视。

为了避免孩子声音嘶哑，作为小儿耳鼻喉科医生，我们提醒各位老师和家长们注意：应提醒孩子在读书和唱歌时不要用声过度，平时要避免大声喊叫，不要说话太多，长时间说话后不要吃冷饮，以免发生急性喉炎。另外，饮食要注意清淡，患伤风感冒要及时治疗，同时要注意室内和环境卫生。每逢用嗓完毕感到嗓子干时，应多饮些温开水。对于已出现声嘶情况的儿童，应噤声一周或尽量少说话，同时口服润喉片，消除喉部炎症，有条件者可用雾化吸入疗法。针对长时间声音嘶哑患儿，应及时至医院检查，必要时行喉镜检查，及时有效地针对病因治疗；对邻近器官疾病如鼻炎、鼻窦炎、扁桃体炎、腺样体肥大等也要进行积极干预。保护好自己的嗓子，才能唱出美妙动听的歌曲！

12. 患儿不小心误吞整颗硬块糖怎么办

患儿误吞整颗硬糖是否要紧并不能一概而论，要根据吞入的具体位置来判断。要考虑两种情况：

（1）不伴有明显呛咳、咳嗽，这类情况往往是整颗硬糖进入食管，不会造成呼吸困难或窒息，患儿家长不必太紧张；人体正常的生理构造中食管入口处会相对较狭窄，当我们一次性吞入的东西较多或者较大时，在食管入口处短时间内会较难通过，随着食管的逐渐扩张，有的东西会慢慢往下通过食管进入胃内，而硬糖大部分是可以经过食管进入胃内的，可以让患儿多喝点温水，观察有无呕吐、口水多等不适症状发生，通常情况下硬糖进入胃内可被胃酸正常消化，无须特殊处理，但如硬糖较大，患儿呕吐、流涎，说明硬糖卡在食管下不去，这时候则需急诊手术取出。

（2）伴随明显呛咳、咳嗽甚至呼吸不畅，这类情况则需要考虑气管异物了，有窒息的风险，比较紧急，需及时赶往医院治疗，取出气管内的硬糖；当然，家长们在平时也可以认真学习掌握小儿腹部冲击急救法，以备不时之需。家长们平时也要做好孩子的看护工作，尽量不要让孩子吃一些比较大的物体，而且孩子吃糖块的时候，要看住孩子不要蹦跳，也不要大笑，以免出现呛到气管的情况。

13. 小朋友不小心呛到了，会呛到气管里吗

小朋友不小心呛到，确实有可能将食物或液体呛入气管中。这种情况的发生通常与进食时的姿势、速度以及是否受到惊吓或哭闹等因素有关。其实，气管异物是儿童常见的急重症之一。在我国，气管支气管异物占0~14岁儿童意外伤害的7.9%~18.1%，约80%的患儿好发年龄在1~3岁。该病起病急、病情重，甚至可危及生命。尽早诊断和取出异物是减少并发症和降低病死率的关键。

回顾我国多家重点医疗单位耳鼻喉科的临床资料，由于误吸而导致患儿发生气管异物的病例比比皆是，每年多达数百例呼吸道异物患儿，需要接受手术治疗！而由于笔帽等异物误吸导致的急性喉梗阻，更是对广大患儿

的生命安全造成巨大的威胁，确实需要引起各位家长足够的重视和警惕！

尽早诊断和取出异物是减少并发症和降低病死率的关键。异物的发生具有明显性别、城乡和季节分布特征，男性多于女性，农村远高于城市，冬春季节多于夏秋季。异物的大小决定了异物的位置，综合文献报道，主气管异物约占呼吸道异物的 10.6%~18%，右侧支气管异物约占 45%，左侧支气管异物约占 36%，双侧支气管异物约占 1%。

当患儿出现以下症状时，应高度怀疑气管异物：①明确的异物吸入呛咳病史；②剧烈咳嗽及憋气，面色青紫，甚至窒息，后异物位置稳定后症状可缓解，进入平静期；③反复咳嗽、气喘；④急性声音嘶哑及喉鸣，应与急性喉炎相鉴别，需警惕；⑤3 岁以下反复咳喘超过 2 周的患儿以及反复肺炎患儿经抗感染治疗效果欠佳，需警惕是否有气管异物卡顿。

对于怀疑气管异物的患儿，应尽早就诊、准确诊断、及时治疗，避免相关并发症的发生。

如何避免气管内异物的发生，才是关键！在日常生活和学习中，不少的儿童喜欢口含硬币，金属制品，果核等，特别容易造成误吸、误咽，而造成气管异物！如何杜绝危险，家庭预防最关键！

（1）教育儿童不要养成口内含物的习惯，特别是玩耍的时候。

（2）当婴幼儿口含食物时，不要引逗儿童哭笑。

（3）发生呕吐时，应把头偏向一侧，避免误吸。

（4）咽部有异物时设法诱导其吐出，不可用手指挖取。

（5）小于 3 岁儿童应尽量少吃干果、豆类等食物。

家庭看护也很重要，遇到幼儿往嘴里误塞硬币、果核等异物时，切忌大喊威吓，引起宝宝哭闹、大笑，引起误吸风险！一旦患儿出现异物误吸，出现反复呛咳，应及时就医，切忌慌乱！预防避危险，安全保健康！

14. 什么是腹部冲击急救法

腹部冲击急救法主要用于气道异物梗阻的现场急救，适应人群则主要是呼吸道完全堵塞或者严重堵塞的患者。腹部冲击急救法，主要包括婴幼儿背部拍击法、胸部冲击法、腹部冲击法，其操作方法有所差异。

（1）婴幼儿背部拍击法：需要将小儿的身体骑跨仰卧在抢救者的手臂上，使小儿头部朝下，抢救者用手支撑在小儿的头部以及颈部，可以起到固定的作用，可以将小儿的手臂放在抢救者的大腿上。然后使用另外一个手掌的根部击打小儿两肩的胛骨之间，一般 4~6 次为一个循环。

（2）小儿胸部冲击法：让小儿处于仰卧位，抢救者需要将小儿抱于手臂弯中，头低于身体，然后用两个或三个手指按压小儿两乳头的连线点，在操作时需要向后、向上用力冲击，通常 4~6 次为一个循环。

（3）小儿腹部冲击法：采取腹部冲击法时，可以选择站或者坐在小儿的身后，然后双手环抱住小儿的腹部，一手为空心拳，将拇指朝下，放在肚脐与胸骨中间的位置，另外一手需要紧握该拳，然后向上冲击腹部，促使异物排出。小儿腹部冲击急救法在操作之后，还需要及时观察小儿的情况，急救后也应及时前往医院就诊。

15. 宝宝出生后不久出现喉鸣、喉喘是怎么回事

宝宝出生时呼吸尚正常，于出生后 1~2 个月逐渐发生喉鸣、喉喘，伴有呼吸道感染时往往会更明显，这是因为部分患儿因早产或缺钙导致喉软骨发育不全，吸气时软化的喉软骨内陷，喉腔变窄，导致喉鸣，再加上患儿喉部组织本身较成人松软，呼吸道感染炎症期更易肿胀，造成喉鸣加重。部分患儿可伴有吸气性呼吸困难，亦有平时喉鸣不明显，稍受刺激后立即发生者，仰卧时加重，俯卧或侧卧时轻。多数患儿的全身情况尚好，哭声无嘶哑。家长在发现患儿有上述情况时也不必过于紧张，可来医院行电子鼻咽喉镜检查评估患儿喉软化的严重程度，通常喉镜检查可见会厌软骨两侧边缘向内卷曲接触或会厌软骨过度柔软，两侧杓状会厌襞互相接近，喉腔窄小。

临床上根据喉镜检查结果将喉软化症分为三型。Ⅰ型：杓状软骨黏膜脱垂。Ⅱ型：杓状会厌襞缩短。Ⅲ型：会厌后移。部分患儿为Ⅰ和Ⅱ型的混合型。大部分患儿属于轻-中度喉软骨发育不全，这类情况往往可自愈，平时注意喂养，避免发生呛咳，补充钙剂，平时注意预防受凉感冒，以免发生呼吸道感染和喉痉挛，一般 2~3 岁后常能自愈。而对于较严重的喉软骨发育不全，明显影响呼吸的，则需要进一步考虑手术治疗。

（常文川　杨素娜　赵兴贺　窦训武）

（五） 面部问题

16. 孩子面部不对称是为什么

孩子面部不对称的原因可能多种多样，既有先天性的因素，也有后天性的因素。

首先，我们来看先天性因素。孩子的脸部不对称可能是由遗传导致的先天畸形造成，如单侧咀嚼肌肉凸起或骨骼发育缺陷。这种先天性的发育问题可能使得孩子的两侧面部在出生时或发育过程中就呈现出不对称的特点。此外，斜头畸形也是导致孩子脸部不对称的一个常见原因，尤其在早产儿中更为多见。

然后，我们再来探讨后天性因素。这些因素可能包括孩子的睡姿、咀嚼习惯、生活习惯、感染、外伤以及肌张力异常等。

（1）不良睡姿：如果孩子长期偏向一侧睡觉，可能会导致脸部肌肉不协调，进而造成脸部不对称。

（2）咀嚼习惯：如果孩子长期使用一侧牙齿咀嚼食物，也可能导致那一侧的咀嚼肌发达，从而造成脸部不对称。

（3）感染：口腔感染，如牙龈炎、牙周炎等，可能由于炎症刺激导致一侧牙龈肿胀、疼痛，从外观上看上去就会出现脸部不对称。

（4）外伤：脸部受到挫伤或创伤，可能导致软组织损伤、颧骨或肋骨骨折，进而引起肉芽增生或骨折愈合畸形，造成脸部明显的不对称。

（5）肌张力异常：肌张力异常可以由多种原因引起，如脑瘫、癫痫发作、大脑缺氧等。这种异常可能导致面部肌肉不能自由舒缩，从而出现脸部不对称的现象。

（6）颅脑损伤：也可能导致孩子脸部不对称。当孩子的颅脑受损时，局部神经可能受到影响，从而导致脸部出现不对称的情况。

对于孩子脸部不对称的情况，家长应及时关注并带孩子去医院就诊。医生会根据具体情况进行诊断和治疗，可能包括调整生活习惯、物理治疗、药物治疗或手术治疗等。同时，家长也应积极配合医生的治疗建议，帮助孩子恢复健康。

17. 一侧脸庞有个小孔怎么办

当发现孩子一侧脸庞出现小孔时，首先需要明确这个小孔的性质和原因。这可能是一个简单的皮肤问题，如毛孔粗大或痤疮留下的痕迹，也可能是由于更深层次的病理因素导致的。

如果这个小孔是由于皮肤问题如毛孔粗大引起的，家长可以尝试一些基本的皮肤护理措施来改善。比如，保持孩子脸部皮肤的清洁，使用温和的洗面奶和爽肤水，避免使用过于油腻的护肤品。此外，定期去角质也有助于改善毛孔粗大的问题。

然而，如果这个小孔持续存在或伴有其他症状，如红肿、疼痛或分泌物等，那么可能需要寻求医生的帮助。医生会根据小孔的性质和位置，结合孩子的病史和体检结果，给出相应的诊断和治疗建议。

在某些情况下，这个小孔可能是由于病理因素如瘘管或囊肿等引起的。这些情况下，可能需要进行更深入的检查和治疗，包括手术切除等。

总之，对于孩子一侧脸庞出现的小孔，家长需要保持警惕，密切观察其变化，并根据具体情况采取相应的措施。如果小孔持续存在或伴有其他症状，建议及时就医，以便得到专业的诊断和治疗。同时，家长也要注意引导孩子保持良好的生活习惯和皮肤护理习惯，预防类似问题的发生。

（常文川　赵兴贺　樊明月）

（六）头颈问题

18. 宝宝耳后肿块要紧吗

宝宝耳后突然出现肿块，是许多家长都会遇到的问题。面对这种情况，家长们往往会感到担忧和困惑，不知道这个肿块是否要紧，是否需要及时就医。今天，我们就来科普一下宝宝耳后肿块的相关知识，帮助家长们更好地理解和应对这一问题。

首先，我们需要明确的是，宝宝耳后肿块的原因可能多种多样。其中，一些原因可能是正常的生理现象，如颞骨乳突，这是耳后的一种骨性结构，在宝宝身材较瘦时可能更为明显。此外，淋巴结肿大也是宝宝耳后肿块的一个常见原因，这通常是由于宝宝在生长发育过程中激素水平不稳定所导致的，属于正常现象，通常不会伴有不适症状。

然而，宝宝耳后肿块也可能是某些疾病的表现。例如，蚊虫叮咬可能导致耳后丘疹和肿块，毛囊炎则可能由于病原体感染而引发红色包块和疼痛感。此外，淋巴结炎、皮脂腺囊肿、皮下结节等疾病也可能导致耳后肿块的出现。这些情况下，肿块可能伴随疼痛、红肿、瘙痒等症状，需要家长及时关注并带宝宝就医。

那么，如何判断宝宝耳后肿块是否要紧呢？首先，家长们要密切观察肿块的变化。如果肿块突然出现且伴有疼痛、红肿等症状，或者肿块持续增大、不消退，那么就需要及时带宝宝去医院进行检查。医生会根据肿块的性质、大小、位置等因素，结合宝宝的病史和体征，进行综合分析和判断。在就医过程中，医生可能会建议进行一些检查，如血常规、B 超等，以明确肿块的性质。如果肿块被诊断为良性病变，如颞骨乳突或生理性淋巴结肿大，那么通常不需要特殊处理，家长只需定期观察即可。然而，如果肿块被诊断为感染性病变或恶性病变，那么就需要根据医生的建议进行相应的治疗。

19. 孩子生下来脖子上有针孔样小眼，要紧吗

孩子生下来脖子上就存在针孔样小眼，这可能是一个令人担忧的情况。这种小孔可能是由多种原因导致的，其中一些可能是先天性的发育问题，比如先天性的瘘管。瘘管可能是由于先天遗传或发育不良导致的，如果瘘管部位的清洁度不够，或者孩子的身体抵抗力下降，就可能出现炎症感染。

尽管这些小孔可能并不总是引起严重的健康问题，但还是有必要及时就医，以明确具体原因。因为如果不进行适当的处理，小孔可能会反复感染，导致孩子的不适，甚至可能影响到孩子的正常生长发育。

对于这种情况，医生可能会建议进行手术治疗。手术的目的主要是切除瘘管，以防止反复感染。同时，家长也应注意保持孩子瘘管部位的清洁干燥，避免孩子去抓挠，以增强孩子的身体抵抗力，预防感冒等可能加重病情的情况。

除了瘘管，小孔还可能是皮脂腺囊肿或鳃裂瘘等其他原因造成的。这些病症都需要医生的专业诊断和处理。例如，皮脂腺囊肿可能需要微创手

术治疗，而鳃裂瘘则可能需要根据症状的严重程度来决定是否进行手术治疗。鳃裂瘘管在颈部胸锁乳突肌前缘有瘘口，有时瘘口很细，细如针尖或小凹陷，常有少许清亮的黏液分泌物或者白色豆腐渣样分泌物。单侧瘘口约占总数的90%，双侧者比较少见。家族性患儿中，双侧者比较多见，有人认为是常染色体显性遗传。这个病的诊断相对简单，大部分情况下颈部B超都能看到瘘管的结构，就可以确诊；少部分需要进行颈部CT检查。该病一旦确诊，手术完整切除是唯一有效的根治办法。鳃裂瘘口虽很小，家长对待需谨慎。

总的来说，虽然孩子生下来脖子上存在针孔样小眼的情况可能并不常见，但家长无须过度恐慌。只要及时就医，按照医生的建议进行适当的治疗和护理，大部分情况下孩子的健康都能得到有效保障。同时，家长也应保持对孩子身体发育情况的关注，以便及时发现并处理可能存在的健康问题。

20. 孩子喊叫时脖子肿起来，有什么问题吗

当孩子喊叫时脖子出现肿胀的情况，这确实可能是一个值得关注的问题。这种现象可能由多种原因引起，包括甲状腺异常、淋巴结炎、静脉扩张以及先天性肌性斜颈等。

首先，甲状腺异常是一个可能的原因。当孩子大声喊叫时，如果脖子出现鼓包并增大增粗，可能与甲状腺异常或甲状腺结节有关。这种情况下，建议通过甲状腺B超和甲状腺激素功能检查来排除甲状腺的问题。

其次，淋巴结炎也可能导致脖子肿胀。这通常与感染有关，特别是当细菌或病毒等病原体感染脖颈淋巴结时，可能导致淋巴结增大，并在孩子喊叫时更加明显。在这种情况下，医生可能会建议使用抗生素来治疗。

此外，静脉扩张也是一个常见的因素。当孩子情绪激动或喊叫时，颈部

的静脉可能会过度扩张，形成静脉窦，从而表现为脖子肿胀。这种情况通常会在情绪稳定后自行消失，无须特殊治疗。

最后，先天性肌性斜颈也可能导致颈部肿胀。这是由于胸锁乳突肌发育畸形，可能压迫周围组织，导致颈部肿块和疼痛等症状。对于这种情况，可能需要通过超短波、按摩或牵拉等方式进行治疗。

总的来说，当孩子喊叫时脖子出现肿胀，建议尽快到正规医院进行检查，以排除潜在的健康问题。医生会根据具体情况进行诊断和治疗，以确保孩子的健康得到妥善照顾。在日常生活中，家长也应注意观察孩子的身体状况，及时发现并处理任何异常情况。

21. 耳朵下方肿痛几天是腮腺炎吗

耳朵下方肿痛可能是腮腺炎的症状，但也可能由其他原因引起，比如淋巴结炎、囊肿、脂肪瘤或恶性肿瘤转移等。因此，仅凭耳朵下方肿痛这一症状，并不能直接确定是否为腮腺炎。

腮腺炎的典型症状包括腮腺肿大疼痛、口角溃疡和发热。其中，腮腺肿大疼痛是腮腺炎最为典型的症状表现，通常都是一侧腮腺先出现肿大情况，三天左右对侧腮腺也会肿大。主要的表现是腮腺部位呈现出紫红色或暗红色的肿胀现象，并且形状不规则。如果肿大比较明显，肿胀部位疼痛也就更加剧烈。

除了腮腺炎，其他可能导致耳朵下方肿痛的原因还包括：

（1）淋巴结炎：发病较急，肿痛部位的淋巴结柔软，局部红肿，严重的会有波动感，触碰疼痛剧烈。

（2）囊肿：皮下有不超过 2 厘米的肿物，肿物内含有表皮或毛发。

（3）脂肪瘤：如果肿痛部位的肿块是圆形的，明显在于皮下，活动性较强，流体质感柔软有弹性，可能是脂肪瘤。当脂肪瘤压迫到局部神经时会有疼痛感。

（4）恶性肿瘤转移：如果肿瘤部位较硬，边缘不清楚，活动性差，有明显的肿大的淋巴结，伴随着耳痛、牙痛，或者身体其他部位有恶性肿瘤，这种情况考虑是恶性肿瘤转移引起的恶性淋巴瘤。

因此，如果出现耳朵下方肿痛的症状，建议尽快就医，由医生进行详细的检查和诊断，以确定具体的病因并制定相应的治疗方案。在确诊之前，不要自行用药或进行其他治疗，以免延误病情。

22. 感觉孩子脖子肿，需要检查吗

当孩子出现脖子肿大的情况时，建议及时进行检查以明确原因。脖子肿大的原因可能多种多样，包括急性咽喉炎症、EB 病毒感染、川崎病、甲状腺疾病、颈部淋巴结炎、皮下脂肪瘤、腮腺炎以及蜂窝织炎等。

例如，急性咽喉炎症如急性扁桃体炎、急性咽喉炎等，会导致扁桃体、咽喉部位迅速充血、红肿，并引发淋巴结肿大的免疫应答改变。EB 病毒感染和川崎病也可能导致淋巴结肿大，并伴有其他相关症状。甲状腺疾病如甲状腺功能亢进症或桥本甲状腺炎，则可能导致脖子肿大、眼球突出等症状。

此外，颈部淋巴结炎也是一个常见的原因，尤其是当孩子有上呼吸道感染、扁桃体炎、牙龈脓肿等情况时。皮下脂肪瘤也可能导致脖子肿大，它通常是无痛的、质地较软的肿块。腮腺炎和蜂窝织炎同样可能导致脖子区域的肿胀和疼痛。

因此，当发现孩子脖子肿大时，建议及时就医，并进行相关的检查，如血常规、C 反应蛋白检查、浅表淋巴结彩超等，以便医生能够准确判断病因，并

进行针对性的治疗。同时,家长也应注意观察孩子的其他症状,如发热、咽喉痛、牙痛等,以便为医生提供更全面的信息,帮助医生做出更准确的诊断。

23. 胸前自小有个小孔,需要手术吗

胸前自小有个小孔是否需要手术,主要取决于这个小孔的性质、原因以及是否引起了不适或症状。以下是一些可能的情况和建议:

首先,可能是毛孔或皮肤凹陷:如果这个小孔仅仅是皮肤上的一个毛孔或轻微的凹陷,并没有引起任何不适或症状,那么通常不需要手术治疗。这种情况可能是由于个体差异或胚胎发育时期的轻微变异导致的,不会对身体健康造成影响。

其次,是瘘管或窦道:如果这个小孔是由于瘘管或窦道等病理因素引起的,那么可能需要进一步检查和治疗。瘘管或窦道可能是由于感染、炎症或先天性发育异常等原因导致的,可能会伴有红肿、疼痛、分泌物等症状。在这种情况下,医生可能会建议进行手术治疗,以清除病灶并防止感染扩散。伴随其他症状,我们也需要"警惕":如果小孔周围出现红肿、疼痛、瘙痒等症状,或者小孔内有异常的分泌物,这可能是感染的迹象,需要及时就医。医生会根据具体情况制定治疗方案,可能包括使用抗生素、局部消毒等措施,以及必要的手术治疗。

总之,胸前自小有个小孔是否需要手术取决于具体情况。如果你对这个小孔感到担忧或不适,建议尽快就医,咨询专业医生的意见。医生会根据小孔的性质、原因以及你的身体状况,给出最合适的建议和治疗方案。同时,保持良好的个人卫生习惯,避免挤压或刺激小孔,也是预防感染和并发症的重要措施。

24. 孩子抬头时，无意中发现脖子中间高起来，吃东西时还动，需要手术吗

每一个宝宝都是一个家庭的希望，也是备受呵护的。可是有时候，一些细心的妈妈偶然会发现自己的宝宝脖子里长了一个“包块”，急急忙忙地跑到医院检查，查了颈部B超，发现是甲状舌管囊肿，宝妈们慌了：这个病要紧吗？怎么治疗啊？需要手术吗？今天就让我们来共同认识一下吧。

甲状舌管囊肿又称颈中线囊肿，是一种位于颈中线上的异常肿块，是在胚胎发育过程，因舌盲孔与甲状腺峡部之间的甲状舌管退化不全导致的。

甲状舌管囊肿多可根据颈前囊性肿物的部位及伸舌移动、穿刺可抽出透明微浑浊的黄色稀薄或黏稠性液体等症状和体征做出初步诊断。B超及CT等影像学检查则有助于进一步明确诊断，并了解囊肿的确切大小、形状及与周围组织的关系。患者因囊肿大小及位置不同，临床表现各异，对于较大且还在生长的囊肿，为减少症状及避免并发症，应尽快手术切除。

25. 宝宝看东西总是歪头，这是怎么了

当我们发现宝宝在看东西时总是习惯性地歪头，很多家长会感到困惑和担忧。这种现象可能由多种原因引起，下面我们就来科普一下可能导致宝宝歪头看东西的几种原因及其应对方法。

首先，屈光不正是一个常见的因素。屈光不正是指眼睛无法将光线准确聚焦在视网膜上，导致视物模糊。这可能是由于遗传、不合理的用眼习惯

或缺乏户外运动等多种因素引起的。当宝宝正视时出现视物模糊，而侧视或歪头视物时则相对较为清晰，因此会倾向于采取歪头的姿势来看东西。针对这种情况，家长应及时带宝宝前往医院进行检查，如果确诊为屈光不正，需要佩戴度数正确的眼镜来矫正视力。

其次，斜视也是导致宝宝歪头看东西的一个重要原因。斜视主要是指两只眼睛无法同时注视同一目标，这通常与眼内的直肌张力减低、两侧眼肌力不平衡或遗传因素等有关。当宝宝存在斜视时，为了看清物体，他们可能会采取歪头、斜眼的姿势。斜视的治疗方法包括佩戴眼镜、正位视训练以及手术等，具体方案需要根据医生的建议来制定。

此外，颈椎因素也可能导致宝宝歪头看东西。颈椎先天性发育异常或颈部外伤等原因可能导致颈部向一侧倾斜，从而使宝宝在看东西时表现出歪头的现象。对于这种情况，家长应及时带宝宝就医，根据医生的建议进行相应的治疗。

除了以上原因，不良习惯也可能导致宝宝歪头看东西。例如，宝宝坐姿、睡姿不当，长期保持不正确的姿势可能导致看东西时习惯性歪头。在这种情况下，家长需要及时纠正宝宝的不良坐姿和睡姿，引导宝宝视物平行向前，并适量运动锻炼颈部肌肉。

需要注意的是，有些家长可能误以为宝宝的歪头现象只是暂时的或者只是习惯问题，从而忽视了潜在的健康问题。然而，如果宝宝的歪头现象持续存在或加重，建议及时就医，以免延误治疗。

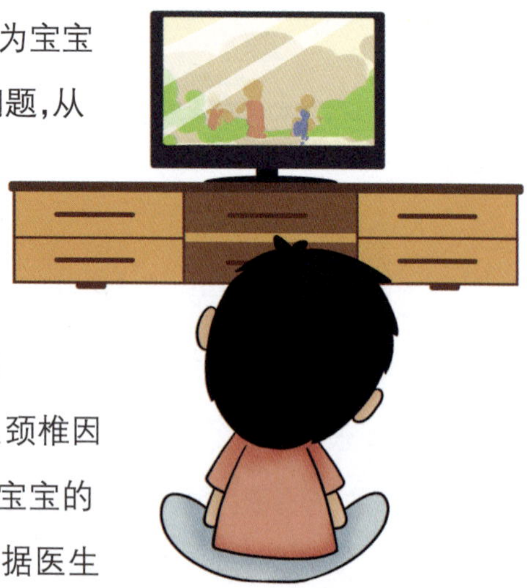

总之，宝宝看东西总是歪头可能由多种原因引起，包括屈光不正、斜视、颈椎因素以及不良习惯等。家长应密切关注宝宝的这一现象，及时带宝宝就医检查，并根据医生

的建议进行针对性地治疗和纠正。同时，家长也要在日常生活中注意引导宝宝养成正确的用眼习惯和姿势，以预防相关问题的发生。

26. 小朋友的脖子总是反复感染肿胀，是什么问题呢

小朋友的脖子总是反复感染肿胀，到医院检查，做个颈部B超提示是梨状窝（即梨状隐窝）瘘感染。家长们就会有很多疑问，什么是梨状窝瘘呢？该如何治疗呢？梨状窝瘘是一种较为罕见的先天性疾病，主要是由于胚胎早期第三、第四咽囊以及鳃弓异常穿破或不完全闭锁引起的。梨状窝位于喉口两侧，是食物进入食管的入口，而梨状窝瘘的瘘管起始于梨状窝，终止于甲状腺上极或胸锁关节后方，形成内瘘，常引起颈部反复化脓性感染。

梨状窝瘘的临床表现多样，患者可能会在颈部区域出现一侧颈部脓肿或者急性化脓性甲状腺炎，引起吞咽困难、疼痛以及反复感染。在严重的情况下，它甚至可能压迫到气管，导致呼吸窘迫。当颈部瘘管经久不愈时，会有液体经过瘘管流出，导致反复的蜂窝织炎、脓肿现象。

梨状窝瘘的治疗方式包括药物治疗和手术治疗。在急性感染期，医生通常会使用抗生素来控制感染，如阿莫西林、头孢哌酮等。如果形成脓肿，可能需要通过内镜手术进行切开引流处理。在炎症稳定后，可以通过激光、电刀、电凝等方法促使内瘘口黏连闭合，以达到治疗目的。

总的来说，梨状窝瘘是一种需要引起注意的先天性疾病，患者应及时就医，接受专业的诊断和治疗。通过适当的治疗，大部分患者可以有效地控制病情，提高生活质量。同时，对于梨状窝瘘的预防，目前尚无明确的措施，但保持良好的生活习惯和定期的健康检查可能有助于早期发现和治疗。

27. 小朋友的脖子活动不灵活，是什么问题啊

小朋友的脖子活动不灵活可能由多种原因造成。以下是一些可能的原因：

（1）颈部肌肉拉伤：如果小朋友的颈部肌肉剧烈收缩，可能会导致肌肉拉伤。肌肉拉伤后，肌纤维中的微血管可能破裂，导致颈部疼痛、肿胀和活动受限。

（2）颈腰椎间盘突出症：颈腰椎间盘突出症压迫硬膜囊后，小朋友可能会感到颈部肌肉疼痛、僵硬和运动受限。

（3）落枕：这通常是由于枕头不当或睡眠姿势不良引起的。小朋友可能会出现颈部肌肉僵硬和颈部疼痛等症状。

（4）先天性颈椎发育不良：如椎体分节不良、蝴蝶椎、椎管发育性狭窄等，这些都可能导致小朋友脖子不舒服，表现为扭动或转动困难。

（5）缺钙：如果小朋友平时摄入的营养元素不足，导致体内缺乏钙元素，可能会引起骨骼发育异常、肌肉痉挛等症状，部分小朋友可能会出现脖子转动困难的情况。

（6）急性淋巴结炎：这主要是由于金黄色葡萄球菌、链球菌等感染引起的淋巴结炎症反应，通常会表现为淋巴结肿大、疼痛等症状，这可能会影响颈部的活动。

（7）其他情况：不良的生活习惯、先天性斜颈、脊髓损伤以及甲状腺功能亢进症等也可能导致小朋友脖子转动困难。

请注意，以上只是可能的原因，具体的诊断还需要根据小朋友的病史、症状以及医生的检查来确定。如果您发现小朋友的脖子活动不灵活，建议及时就医，以便医生能够做出准确的诊断并给出相应的治疗建议。

28. 如何正确认识甲状腺结节

在我们日常生活中，经常会有一些健康检查，经常会遇到颈部 B 超提示有甲状腺结节，让很多家长比较担心！今天我们就给大家简单科普一下，正确认识甲状腺结节需要从以下几个方面进行：

首先，了解甲状腺结节的基本概念。甲状腺结节是甲状腺细胞在局部异常增生所引起的病变，可以是单个或多个，质地可能是实性的也可能是囊性的。这种病变在人群中相当常见，大多数结节是良性的，只有少数可能是恶性的。

其次，熟悉甲状腺结节的常见病因。病因多样，可能源于缺碘、正常甲状腺组织过度增生、退行性变、放射暴露史、遗传、甲状腺炎症等。同时，长期使用手机所致的电磁辐射也被认为与甲状腺结节的发生有明显相关性。

再次，了解甲状腺结节的症状和体征。大多数甲状腺结节患者并无临床症状，通常是在体检或其他检查中无意发现。然而，当结节较大或压迫周围组织时，可能出现一些症状，如声音嘶哑、呼吸不畅、吞咽困难等。恶性结节可能具有一些特定的特征，如触摸时表现不平整、质地较硬、吞咽时移动度小等。

此外，认识甲状腺结节的诊断方法。高分辨率的超声是甲状腺结节诊断的首选方式，其准确率可超过 95%。通过超声、CT、磁共振成像（MRI）等辅助检查，可以观察结节的大小、类型，并帮助判断其良恶性。

最后，了解甲状腺结节的处理原则。无症状的良性结节通常无须特殊治疗，只需定期复查观察。有症状的良性结节或恶性结节可能需要手术切除。对于可分泌甲状腺激素的良性结节，可能需要进行消融处理，以防进展为甲亢等激素相关疾病。

总的来说，正确认识甲状腺结节需要了解其基本概念、病因、症状、诊断方法以及处理原则。同时，保持健康的生活方式，避免不必要的辐射暴露，定期进行体检，都有助于及早发现并正确处理甲状腺结节。

29. 小朋友的甲状腺也会肿大吗

甲状腺肿大在儿童中并不罕见，常见于6~12岁的儿童。导致儿童甲状腺肿大的原因有多种，可能包括碘缺乏症、单纯性甲状腺肿、甲状腺功能亢进症以及甲状腺炎等。此外，光照不足、营养不良以及感染等因素也可能导致甲状腺肿大。

当小朋友出现甲状腺肿大时，可能会伴随一些明显的症状，如声音嘶哑、吞咽困难、呼吸困难等。这些症状通常是由于甲状腺肿大压迫到周围的器官和组织所引起的。如果发现小朋友有这些症状，建议家长及时带其到正规医院就诊，以便得到专业的诊断和治疗。

对于儿童甲状腺肿大的治疗，首先需要明确病因，然后针对病因进行相应的治疗。在饮食方面，适当增加含碘食物的摄入，如海带、紫菜等，有助于改善甲状腺功能异常。在药物治疗方面，医生可能会根据具体情况开具抗甲状腺药物或甲状腺激素替代疗法来缓解症状。对于部分严重的病例，可能还需要通过手术来切除异常组织，以恢复正常解剖结构和功能。

总之，小朋友的甲状腺也有可能出现肿大的情况，家长应关注孩子的身体状况，一旦发现异常，应及时就医。同时，保持健康的生活方式和饮食习惯，有助于预防甲状腺疾病的发生。

（常文川　贾广彪　赵兴贺　樊明月）